Le récit dans la perception de la maladie grave

Sciences et Société

fondée par Alain Fuchs et Dominique Desjeux
et dirigée par Bruno Péquignot

Dernières parutions

Jean ORSELLI, *Le mythe des morts prématurées dues à la pollution de l'air. L'exagération officielle des décès dus à la pollution de l'air, au tabac et à l'alcool*, 2022.

Olivier PLESKOFF, *Covid-19, Les avancées de la recherche*, 2022.

Clément MATHIEU, *Triste planète. Dégradations et pollutions : le XXIe siècle est mal parti*, 2021.

Claude ROUGIER, *Verdissement de la planète. L'arbre, la forêt et l'homme*, 2020.

Aurélien FOSSÉ-KITSAKIS, *L'essence du plaisir, Un essai pour définir la récompense artificielle*, 2020

Michel CARAËL, Philippe VAN DE PERRE, Etienne KARITA, Avec la collaboration de Philippe LEPAGE, *L'épidémie de sida occultée en Afrique centrale pendant la décennie 1980. L'évidence scientifique à l'épreuve de la politique*, 2020.

Aurélie CHONÉ, Isabel IRIBARREN, Marie PELÉ, Catherine REPUSSARD, Cédric SUEUR, *Les études animales sont-elles bonnes à penser ? Repenser les sciences, reconfigurer les disciplines*, 2020.

Aurélie CHONÉ, Isabel IRIBARREN, Marie PELÉ, Catherine REPUSSARD, Cédric SUEUR, *Repenser la relation homme-animal*
Généalogie et perspectives, 2020.

Patrick TRAUBE, *Le monde à l'envers, Un autre regard sur le monde et sur nous-mêmes*, 2020.

Nicolas TANTI-HARDOUIN, *La reproduction sociale de la santé. Inégalités de santé : responsabilité individuelle ou destinée sociale ?*, 2019.

Jean-Luc MATHIEU, *Prévention : quels enjeux de Santé publique ! Analyse de politiques publiques*, 2018.

Jacques JAFFELIN, *Théorie de l'information générale ou la « quatrième vexation »*, 2018.

Claudine PÉREZ-DIAZ, *Sciences et action publique : un mariage fécond. L'exemple de l'alcool au volant*, 2017.

Véronique Darees

Le récit dans la perception de la maladie grave

L'Harmattan

5-7, rue de l'École-Polytechnique, 75005 Paris
http://www.editions-harmattan.fr
ISBN : 978-2-14-027006-2
EAN : 9782140270062

Préface

Le mémoire de Véronique Darees porte sur un sujet important : le rôle du récit dans l'annonce d'une maladie grave. Le mémoire explique à quel point ce moment est celui d'une crise d'identité du patient qui, par cette annonce, change de statut : de patient qui attend avec patience le diagnostic, le patient bascule dans le monde de la maladie et prend le statut de malade. C'est pourquoi ce moment doit être préparé avec soin par le médecin et le patient qui doivent, l'un, par le récit de ses douleurs et souffrances, l'autre, par l'écoute attentive de ce récit et le décryptage des signes de souffrance en symptômes, apprendre à tisser une relation ensemble, pour qu'au moment de l'annonce cette relation puisse se transformer en une alliance thérapeutique.

L'annonce, en ce sens, est un moment-clé de la prise en charge, un événement fondateur, ce que Stendhal appelle si joliment la cristallisation et que Véronique Darees appelle, dans le sillage d'Austin, un énoncé performatif (voir son ouvrage *Quand dire c'est faire*, trad. Gilles Lane, Paris, Seuil, 1970). Ce moment-clé est celui de la prise de conscience par le patient de sa maladie, qui est aussi le moment-clé du mémoire et de la problématique qui s'y déploie dans le cadre de la médecine narrative réfléchie au sein de la pratique médicale de Véronique Darees dans le centre de soins palliatifs où elle exerce comme praticienne hospitalière. Le mémoire opère à son tour une véritable alliance entre pratique médicale, réflexion sur la médecine narrative et philosophie du soin. On assiste à l'alchimie de la rencontre de l'expérience professionnelle de Véronique Darees et de la réflexion philosophique sur la pratique médicale de l'annonce. L'annonce est présentée à juste titre comme un moment de crise, au sens médical et au sens philosophique de Canguilhem : le patient change de monde, il bascule du normal vers le pathologique, pour reprendre le titre de la thèse de médecine de Canguilhem soutenue en 1943 (*Le Normal et le pathologique*). Ce moment de crise va conduire le malade à construire de nouvelles normes de vie, à faire alliance avec le médecin et avec sa maladie.

C'est un moment, comme le mémoire l'analyse, qui requiert beaucoup de d'attention, de délicatesse et de présence à l'autre de la part du médecin. Car la personne en face de lui (d'elle) perd son innocence organique (son état surnormal, comme dirait Canguilhem) pour entrer dans le monde du pathologique. C'est pourquoi ce moment de l'annonce est un moment vécu par le patient comme un énoncé performatif qui lui fait changer de monde : la parole du médecin le déclare et le fait malade, tout comme la parole du maire, dans la salle de mariage de la mairie, déclare et fait les marié.e.s. Ce changement de monde du normal au pathologique est vécu comme un traumatisme d'autant plus fort quand ce moment est mal préparé ou que le médecin l'escamote par des mécanismes de défense (il se cache derrière son écran d'ordinateur par exemple en faisant l'annonce). Même quand l'annonce est préparée en amont, ce moment produit une perte d'identité chez le patient : il était auparavant un être humain, un être avec une personnalité, une identité individuelle, et la maladie le fait devenir un réceptacle de symptômes : son corps devient omniprésent, subit un nombre d'examens incessants (scanner, IRM, radios, prises de sang, etc.). Alors qu'auparavant le patient était un être humain un et entier, l'union substantielle d'un corps et d'un esprit, la maladie le fait devenir corps principalement, et la médecine, *à son corps défendant*, joue un rôle dans l'insistance du corps, dans l'omniprésence du corps. Le corps du malade fait du bruit, les organes du malade font du bruit jusqu'au chemin de la guérison ; comme le dit Canguilhem : la santé c'est le luxe de tomber malade et de s'en relever. Et il rappelle aussi la définition de la santé par le Professeur Leriche : la santé, c'est la vie dans le silence des organes. Dans cette perspective, Véronique Darees nous fait entendre le coup de tonnerre de l'annonce de la maladie grave mais aussi la manière dont on peut ensuite retrouver un rythme de vie apaisée.

Véronique LE RU
Professeure de philosophie,
Directrice du département de philosophie
Responsable du master de philosophie
Université de Reims Champagne-Ardenne

Introduction

« Racontez-moi » … pourrait être la première phrase du dialogue dans la rencontre d'un malade avec son médecin. Il est alors en demande, il a perçu un fonctionnement inhabituel de son corps, des signaux alarmants. Il ne comprend pas, il réclame de l'aide. Il devra pour cela se raconter, décrire cette expérience. Il lui faudra expliquer sa situation, son ressenti. Il lui sera demandé de se dévoiler, aussi bien sur le plan corporel, se mettre à nu mais aussi décrire ses émotions, reconnaître ses faiblesses, sa dépendance. Il va utiliser ce que les hommes utilisent habituellement pour communiquer : le langage. Or la langue utilisée en médecine doit rencontrer la langue vernaculaire et les mots utilisés dans la vie de tous les jours prennent un autre sens dans le monde médical. Deux perceptions du monde se rencontrent et doivent se rejoindre pour que l'alliance thérapeutique puisse avoir lieu et permettre une relation réussie. Une rencontre médecin-malade féconde passe par un partage de perceptions. Le malade fait alors à sa manière le récit de son histoire, de ses représentations, de ses émotions. De son côté, le médecin la reconstruit à la manière de l'historien, en débusquant les traces du passé par l'interrogatoire et sur le corps ainsi que dans les examens complémentaires.

Le moment de l'annonce de la maladie grave est un moment important dans la vie du malade. Il conditionne son avenir. Il est un moment clé de la prise en charge, un événement fondateur. Un temps figé, événementiel, déterminant, parfois traumatique. Il y a un avant et un après ce moment qui lui donne un caractère performatif, comme si le fait de nommer la maladie la faisait advenir. Devenir médecin, c'est aussi apprendre à maîtriser autant que possible tout cela. Connaître et reconnaître les maladies, certes, mais surtout apprendre à connaître et reconnaître les malades. Apprendre à les rencontrer, pour être **leur** médecin. C'est parfois inquiétant, c'est une responsabilité, et c'est toujours passionnant et fécond. Ecrire sur ce sujet, quelle drôle d'idée ! Exercer la médecine, ce n'est pas seulement rédiger des ordonnances. C'est aller à la rencontre de l'autre, explorer avec lui le sens de ses symptômes d'un côté, le sens du déséquilibre de sa vie de l'autre et ces échanges sont riches dans leur réciprocité. Le malade se souvient de ce moment particulier. Du côté du thérapeute chaque consultation l'enrichit d'un savoir-être. Il polit son attitude, gagne en adaptabilité, en souplesse. Rien n'est jamais gagné dans la relation humaine, mais le choix de ce métier suppose la possibilité d'apprendre tout au long de son parcours. On verra que chaque récit a un impact sur son auditeur. En médecine aussi, la répétition des histoires de vie change le point de vue sur la sienne propre. Les entendre tous les jours n'est pas neutre, chaque histoire singulière apporte sa pierre à l'édifice des récits partagés.

Nous allons explorer les différents éléments de cette rencontre. Le récit en général, avec son contenu analysé dans le détail : les mots, la langue, la syntaxe, etc. La linguistique et les sciences cognitives se sont intéressées au récit comme outil de communication. L'étude de sa forme et de son organisation permet de comprendre le fonctionnement perceptif du malade et ainsi se mettre en position de lui venir en aide. Nous allons nous appuyer sur l'étude du récit et de son utilisation en philosophie, en littérature, en particulier comme thérapie de l'auteur et comme témoignage d'une époque. Nous allons envisager l'influence de la psychanalyse sur le récit, son sens explicite et implicite, ce qu'il dit de la personne, souvent à son insu. Et aussi de ce que l'étude des récits apporte à la pratique analytique. Tous ces éléments sont utiles en clinique somatique, pour permettre la rencontre.

Le moment de l'annonce proprement dit, va nous occuper particulièrement, puisque cet événement modifie profondément la vie du malade. Nous reviendrons sur sa temporalité, son inscription dans l'histoire de la personne et l'attention qu'il faut lui apporter. La clinique nous apprend l'humilité et il sera intéressant d'observer la différence de perception d'un même événement par les protagonistes.

Au-delà des mots, d'un vocabulaire spécialisé et d'organisations institutionnelles, nous allons explorer quelques pistes pour comprendre la place du récit dans la perception, repérer les éléments permettant de les améliorer et ainsi tenter de modifier l'impact d'un événement aussi violent que l'annonce d'une maladie grave. Il s'agit également de comprendre comment se rejoindre par le langage, le partage des mots, comment améliorer le vécu des malades et rendre l'événement performatif de l'annonce moins traumatique.

I.
Le récit

Quelques définitions

Les mots

D'après le Larousse, un récit est l'action de relater, de rapporter quelque chose. Comme par exemple le récit d'un voyage, d'une aventure. Il peut rapporter des faits réels ou imaginaires.

D'après le CNRTL (Centre National de Ressources Textuelles et Lexicales), il existe une distinction entre l'action de rapporter les événements et le produit de cette action. Celui-ci, en littérature produit une « œuvre littéraire narrant des faits vrais ou imaginaires ».

Le mot en tant qu'entité recouvre plusieurs concepts : signification, appellation ou supposition. La signification (*significatio*), représente le concept lié au mot, d'après la conception aristotélicienne, c'est-à-dire la forme présentée à l'entendement selon G. de Sherwood. [1] Cette imposition originaire peut poser un problème lorsqu'il est question de se comprendre alors que l'on a des codes différents. Le malade a une perception de son corps qui n'est pas celle du médecin, ils ont tous deux une représentation différente d'un même mot, nous y reviendrons. Ensuite, l'appellation (*appelacio*) [2] est ce à quoi le mot renvoie dans le réel. Nous pouvons d'ores et déjà nous interroger sur le sens que peut prendre pour un malade un mot qui ne renvoie à rien de connu dans son lexique, quelle perturbation et situation de

[1] AUROUX, Sylvain, *La philosophie du langage*, coll. Que sais-je ? PUF, p. 55
[2] op. cit. p. 56

faiblesse cela peut induire. Dans ce registre, la sensation et la perception renvoient à l'entendement. Descartes insiste sur ce point dans la *6ème méditation* [3] et met en garde contre son usage spéculatif qui est contraire à ses lois. Enfin, la supposition (*suppositio*) est ce que signifie le mot en dehors du concept c'est-à-dire, selon Pierre d'Espagne, la propriété

d'un terme qui est déjà composé d'un son vocal et d'une signification »[4]

Les mots organisés dans la phrase ont pour objet de communiquer. Ils sont les éléments de base du langage et à ce titre ils sont très importants. Mais les mots sont émis par des humains qui énoncent un message. Ils montrent ou se cachent, consciemment ou inconsciemment. Le message est reçu (ou non) par le récepteur, qui leur donnera peut-être un sens différent et leur choix conditionnera la qualité de la communication.

Les mots organisés en discours témoignent d'un désir de prise de parole, de communication. Et c'est cette question fondamentale qui va nous occuper : de quoi parle-t-on ? Ceux qui me connaissent savent ma passion des mots, mon souci de leur précision. De plus en plus, je souligne ces compréhensions différentes, les interprétations des patients, les imprécisions de notre part. Les mots servent à désigner les choses et si celles-ci ne sont pas claires dans notre esprit, elles ne le seront pas pour ceux qui nous écoutent.

La langue

La langue n'est pas seulement un outil de communication. Elle est, comme le dit Derrida, le véhicule de la pensée. Bien parler, utiliser la rhétorique permet de

---

[3] DESCARTES, *Méditations métaphysiques DESCARTES, René, 6ème Méditations métaphysiques, présentation par Michelle et Jean Marie Beyssade, Garnier Flammarion Ed. bilingue, Paris, 1979*

[4] op. cit. p. 56

formuler sa réflexion avec précision. La langue comme sujet et objet est étudiée comme une science. La grammaire et la rhétorique sont destinées à l'analyse de l'expression de l'intelligence. D'ailleurs, la grammaire, la rhétorique et la dialectique sont les trois premiers arts libéraux qui permettent l'expression par le langage. Dans ce registre, bien penser revient à bien parler (et réciproquement). Ce que résume Condillac :

penser devient un art et cet art est l'art de parler [5]

C'est par la langue que l'on accède à la connaissance, c'est elle qui permet l'échange, le partage. Celui qui maîtrise l'art de parler a un pouvoir sur ses semblables, il sait exprimer le cheminement de son raisonnement et le présenter de manière à ce qu'il convienne le mieux à la situation, quitte à dissimuler. Il sait comment communiquer, faire passer un message ou l'occulter. La langue devient un véhicule, une méthode dans la hiérarchie ethnolinguistique.

L'expérience du langage comme outil de communication permet aussi de tester les possibilités de relation. Entrer en contact par le langage, c'est accepter de se confronter à l'autre, c'est prendre le risque de l'échec. Si la langue est un témoignage de l'action selon Derrida, elle est aussi un support de l'échange qui évite le contact physique. Echanger des injures, c'est ne pas échanger des coups. Se parler, c'est faire sortir de soi des mots, témoins de notre pensée et selon Maurice Blanchot,

La mise « hors de soi » du je qu'opère le langage, (ou son indiscernabilité d'avec un Il (...) c'est l'exclusion du sujet du champ c'est aussi l'entrée en

[5] CONDILLAC, *Œuvres philosophiques*, Ed. G. Le Roy, PUF, 1947-1951 [oct. 1973], I, 403-404

scène de l'a-subjectivité ou du « dehors » qui porte à ses limites l'économie du langage.[6]

Nous reviendrons plus tard sur l'apport de la linguistique dans cette recherche et il est essentiel. La langue de la médecine, au-delà des mots, me paraît particulière. Je me demande même parfois si elle n'est pas une langue à part entière. Mais alors que penser d'une langue qui, loin de permettre de communiquer, participe par son hermétisme à ses difficultés ?

Le langage est un lieu où chacun peut se retrouver, nous baignons en effet depuis notre conception dans un « bain de langage » comme disent les psychanalystes. C'est ce qui nous permet de nous reconnaître comme individus dans notre milieu naturel et qui nous donne accès à notre humanité. Il n'est qu'à constater notre malaise face à un environnement dont nous ne comprenons pas les codes, pour nous convaincre de son importance.

Depuis les sophistes, en passant par les Réfutations sophistiques d'Aristote, l'utilisation même du langage quotidien dans la connaissance ou la communication s'est révélée minée par la question de l'ambiguïté sémantique. [7]

La langue de la médecine est composée de mots de la langue vernaculaire, mais aussi de sigles en tous genres, d'abréviations. Le tout véhiculé à grande vitesse. La diction des jeunes est remarquable d'ailleurs mais n'oublient-ils pas dans leur rapidité que l'objet même de la langue est d'échanger, de comprendre et se faire comprendre de l'autre ? La précipitation à délivrer son message, même entre collègues peut être parfois le reflet d'un manque

---

[6] BLANCHOT, Maurice, *Le très haut*, [1948], Paris, Gallimard, 1975

[7] AUROUX, Sylvain, *La philosophie du langage*, coll. Que sais-je ? PUF

d'assurance. Dans le cadre de la communication avec un malade cela peut aussi être identifié comme un mécanisme de défense bien connu qui s'appelle la fuite en avant [8]. Nous y reviendrons dans la partie consacrée à l'annonce proprement dite.

Autrefois les médecins parlaient latin entre eux. Cette langue propre aux érudits leur permettait de communiquer, même pour ceux venant de pays étrangers. Ils échangeaient ainsi, au chevet du malade parfois, dans une langue inconnue de lui. Cette langue commune aux personnes éduquées augmentait sans doute leur prestige et maintenait la distance avec le malade. Est-ce si différent aujourd'hui ? Qui n'a vécu la « grande visite » du chef de service entouré de ses adjoints, internes et étudiants, pourrait croire à la caricature. L'ayant expérimenté du côté du malade, j'ai trouvé odieux que l'on parle de moi à la troisième personne et que l'on commente mon état de santé devant moi en oubliant que je comprenais les mots, les phrases et les intentions. La langue de la médecine parait alors faite surtout pour ne pas être comprise des profanes. Elle est destinée à la communication des initiés entre eux et nécessite un apprentissage. Nous sommes parfois surpris, quelquefois attendris devant les tentatives maladroites de certains malades de se l'approprier pour se faire accepter dans le cercle. Cette tentative, si elle est suffisamment maîtrisée, engendre le doute (« vous êtes de la maison ? ») et un léger malaise. Nous sommes pris à notre propre piège.

Qu'en est-il alors de la communication entre ressortissants de pays différents ? Dans les communications scientifiques, l'anglais semble avoir supplanté le latin. Mais dans la relation au quotidien, je suis toujours aussi surprise

---

[8] RUSZNIEWSKI, Martine, *Face à la maladie grave. Patients, familles, soignants*. Coll. Santé Social, Ed. Dunod, Paris, 2014

par l'étonnante facilité à se comprendre en dépit de ce que les collègues nomment « la barrière de la langue ». La plainte douloureuse est identifiable dès lors que l'on regarde le malade dans sa globalité, dans son expression, dans sa présentation, dans le non-verbal. Les mouvements de son corps, les crispations, les grimaces sont autant de signes que nous apprenons à décoder et qui sont le langage corporel racontant sa douleur. Le malade, lui aussi, apprend à désigner les parties de son corps et l'alliance peut se faire autour de cette communication centrée sur le physique. Il montre, il mime, avec ses mots à lui, en italien, en arabe, en turc, peu importe. Et il est parfois plus difficile d'obtenir une description des ressentis en français, chez par exemple un normand de souche, « taiseux » comme ils disent.

L'histoire

Le récit se contente-t-il de raconter une histoire ? On pourrait penser le récit comme une description linéaire, une représentation de la réalité. Mais cette représentation n'est pas suffisante, il lui manque un cheminement, une intention. Si le récit raconte, il lui faut une intrigue qui va s'intégrer à l'intérieur du récit et se déployer dans un « espace-temps ». Les éléments constitutifs du scénario : les personnages, les descriptions, les événements et leurs enchainements s'articulent dans un lieu et un moment qui en font une expérience unique. Celle-ci se situe dans son temps, tient compte du contexte historique et des événements extérieurs. Cette notion de « tout », Ricœur l'emprunte à Aristote dans la *Poétique*. Il s'agit pour lui de caractériser en récit l'agencement des faits qu'Aristote nomme *muthos*. Ce *muthos* aristotélicien transforme l'agencement des faits en configuration et c'est elle, qui était nommée par Ricœur « concordance-discordance », qui a maintenant une fonction médiatrice. L'intrigue est en effet médiatrice à plusieurs titres : elle crée tout d'abord une dynamique qui transforme la succession de faits en configuration. Les événements successifs s'organisent pour raconter une histoire. Ensuite, elle

> *compose ensemble des facteurs aussi hétérogènes que des agents, des buts, des moyens.* [9]

Enfin, la fonction médiatrice résulte de la transformation de « concordance-discordance » en configuration aristotélicienne.

Arrêtons-nous un moment sur l'intrigue, située au cœur récit. Si le récit ne se contente pas de relater, de décrire les événements, il les situe dans le temps, les contextualise. Il intègre les éléments annexes, l'époque, le contexte historique. Puis il met les événements en lien les uns avec les autres, construisant un sens, donnant la direction voulue par l'auteur. La construction a aussi pour objectif de nous faire adhérer, de nous impliquer dans ce récit. Nous y croyons, nous participons au jeu de l'auteur. Le déroulement est fluide, logique et adapté à son auditeur qui s'y reconnaît.

A partir d'éléments successifs, ou disparates, la construction qu'opère la mise en intrigue donne un sens nouveau. Elle fait le lien entre des faits, un contexte, des émotions, des projets. Elle fera de ces éléments un ensemble concordant ou discordant, un peu comme le ferait un compositeur. Le résultat ne se veut pas obligatoirement harmonieux, il peut heurter, déranger, bousculer. L'harmonie, la tranquillité ne sont pas l'objectif qui est plutôt la délivrance d'un message, peut-être même au prix de cette dysharmonie. Ce sont ses « *caractères temporels*

---

[9] RICŒUR, Paul, *Temps et récit,* T1. *L'intrigue et le récit historique,* coll. Point Essais, Ed. du Seuil , Paris, 1983, p.128

propres » qui permettent de produire une « *synthèse de l'hétérogène* ». [10]

Le récit historique porte en lui le projet de laisser une empreinte. Les événements sont relatés dans une organisation et une intention qui créent une intensité dramatique. Les faits en eux-mêmes sont mis (ou non) en relief de façon réfléchie. L'objectif est de laisser une trace, de provoquer l'inscription dans la mémoire de l'interlocuteur ainsi que dans la mémoire collective lorsqu'il s'agit d'un fait historique. C'est l'exemple que donne Georges Duby à propos de la bataille de Bouvines :

Le souvenir si lointain de Bouvines n'a pu être conservé qu'à partir du moment où il a été entretenu, [...]. Les métamorphoses de cette mémoire deviennent donc objet d'histoire au même titre que l'effectivité de l'événement dans ses étroites limites temporelles. L'étude des jeux de la mémoire et de l'oubli des traces dévoile comment « la perception du fait vécu se propage en ondes successives ». [11]

Et en fin de compte, c'est toujours le quotidien qui l'emporte et l'ancrage dans le présent, comme on le reverra à propos de l'événement, qui fait que l'histoire en est une de même que son inscription dans le réel. Il n'y a pas de bonne ou de mauvaise manière, ou de langage approprié de raconter une histoire, ou l'Histoire en général. Qui mieux que Pierre Nora pour résumer cette notion :

L'histoire ne coïncide jamais parfaitement avec la façon dont le langage la saisit et l'expérience la formule [12]

---

[10] VEYNE, Paul, *Comment on écrit l'histoire.* Essai d'épistémologie. Paris, Ed. du Seuil, 1971

[11] DUBY, Georges, *Le Dimanche de Bouvines*, Gallimard, Paris, 1973. p. 14

[12] NORA, Pierre « De l'histoire contemporaine au présent historique », *Ecrire l'histoire du temps présent*, IHTP, 1993, p. 45

Pour faire une brève digression à propos du récit des malades, le parallèle peut être fait avec l'événement que constitue l'annonce vécu comme moment fondateur, historique, transformateur. Il marque l'esprit, est remâché, revécu, métabolisé comme l'est un épisode historique tel que la bataille de Bouvines. Il est remémoré par les différents protagonistes et transformé au fil du temps, chacun en faisant sa propre lecture. Dans la vie du malade, l'histoire occupe le centre. Elle est le début et la fin, elle devient sa vie. Cette histoire est répétée parfois jusqu'à la nausée et au mot près. Parfois aussi elle se modifie, s'enrichit au fil du temps. Les éléments qui la composent voient leur importance se modifier, passer tantôt au premier, tantôt au second plan. Le regard du récitant change le récit.

On pourrait ainsi tenter un parallèle entre le récit historique en tant que science et le récit clinique qui en serait un cas particulier. Le récit historique se fonde sur la recherche de la trace, sur des faits indubitables, leur enchainement logique et reproductible. Il n'y a alors pas de place pour la fiction. Cette narration, c'est-à-dire la manière dont le récit s'articule et donne du sens aux évènements, fournit en elle-même le sens de ce récit. Michel de Certeau qui a consacré tant d'années à des travaux d'érudition, fait le partage entre cette phase préliminaire du relevé des traces documentaires du passé et ce que fût vraiment la réalité du passé :

La manière dont se déploie le récit historique en tant que narration porteuse de schèmes d'explications [13]

[13] DOSSE, François, Paul Ricœur, *Michel de Certeau et l'Histoire : entre le dire et le faire.* elec.enc.sorbonne.fr/conferences/dosse, Mardi 22 avril 2003

Dans sa recherche, Michel de Certeau met en avant la tension qui existe entre les faits et les discours ou les écrits qui décrivent ces faits. La description a un aspect réductiviste de l'action, elle n'en délivre qu'un point de vue, celui du narrateur. La stratégie en matière de narration historique est de présenter les faits de telle manière qu'ils paraissent logiques et organisés, avec une certaine part de transformation. L'exigence narrative en histoire est donc une tentative de résolution de cette tension.

L'interprétation

Le récit est produit par un individu et reçu par un autre. Il donne donc lieu à interprétation. La réception du récit varie en effet d'une part selon l'intention du donneur, l'état du receveur mais aussi au cours du temps. Un même récit, répété à plusieurs personnes peut prendre des tonalités différentes en fonction de la qualité des interlocuteurs. On ne peut donc pas parler de vérité du récit puisque cette vérité n'a pas de réalité. Elle n'existe qu'à un moment précis, est influencée par l'écoulement du temps qui transforme la réception des faits. Benjamin contestait le modèle scientiste des faits, lui préférant un modèle herméneutique tendant à la

mise en lumière de leur sens [14]

La manière dont les faits sont mis en intrigue modifie leur sens et la lecture de l'intrigue s'en trouve transformée. C'est ce que montre Stéphane Mosès, en relatant comment Walter Benjamin, Franz Rosenzweig et Gershom Scholem ont revisité l'histoire de l'Allemagne des années vingt en mettant en scène une utopie messianique.[15]

---

[14] MOSES, Stéphane, *L'ange de l'histoire*, Le Seuil, Paris, 1992 p. 161

[15] Op. cit.

En clinique médicale, le récit du malade, souvent répété, est travaillé en équipe ce qui apporte des éclairages différents. L'échange dans la relation thérapeutique fait préciser les divergences possibles, les thématiques, les mots, les images. Ce récit est transcrit à l'écrit, nous en conservons la trace pour y réfléchir ensuite, pour y revenir, pour historiciser le récit. Bien entendu, nous ne transcrivons que les éléments objectifs, jugés pertinents et en gardant à l'esprit qu'ils peuvent être lus par des tiers. La question se pose souvent du partage de ces récits et du respect de la confidentialité. La plupart du temps, la notion de secret partagé à l'intérieur d'une équipe solidaire est intégrée sans difficulté. Mais parfois se pose le problème de la confidence, du secret de famille livré par le malade et qui éclaire la tension, le vécu douloureux actuel. Que faire de ce « cadeau empoisonné » ? Très utile et éclairant dans la compréhension de la personne malade, il pourrait donner lieu à une interprétation malveillante. Dans la relation thérapeutique, l'interprétation du récit par le thérapeute ou le soignant en général se doit d'être la plus dénuée d'affect possible, sa transcription neutralisée pour ne pas risquer, dans l'après-coup et hors contexte, une interprétation erronée. Dans la thérapie analytique, comme on le verra plus loin, l'interprétation du discours n'est pas livrée par le thérapeute, elle est tissée au fil du temps et des séances et elle apparaît à l'analysant lui-même. C'est lui qui interprète et relit (relie ?) son histoire à la lumière de celle-ci.

La relation thérapeutique s'établit alors dans un échange dialogué où

> *le « noyau éthique » du pacte de confiance et du contrat médical permet de retrouver un rapport de soin au langage, centré sur les*

capacités de la personne vulnérable et le principe d'égalité soignant-soigné. [16]

On voit bien comment, dans le domaine artistique, musical ou pictural, comment le récit peut être reçu, interprété. La partition de Mozart dans l'*Ave Verum* a une tonalité différente si elle est interprétée en latin par un chœur accompagné à l'orgue ou bien *a cappella* avec les paroles en français d'un chœur protestant.

Et à l'occasion de cet échange, le récit prend du sens à partir du moment où il est « articulé de manière narrative » et où il

dessine les traits de l'expérience temporelle. [17]

Le discours

Entre les mots, la langue et l'histoire, que devient le discours, ce fameux λογος, dont la traduction du grec propose parole et discours comme synonymes ? On ne peut faire l'impasse d'un détour par la pensée de Michel Foucault. Le discours utilise la parole qui en est l'outil, la médiation. La parole, elle, utilise le langage. Mais le discours va plus loin, il va chercher la pensée et les événements pour les mettre au jour avec des mots. Le discours s'adresse à l'autre pour le convaincre, pour lui exposer des faits. Et pour Foucault,

Le discours n'est guère plus que le miroitement d'une vérité en train de naître à ses propres yeux, et lorsque tout peut enfin prendre la forme du discours, lorsque tout peut se dire à propos de tout, c'est parce que toute

[16] RICŒUR, Paul, *Soi-même comme un autre*, Paris, Seuil, 1990

[17] RICŒUR, Paul, *Temps et récit,* T1. *L'intrigue et le récit historique,* coll. Point Essais, Ed. du Seuil , Paris, 1983, p. 59

choses ayant manifesté et échangé leur sens peuvent rentrer dans l'intensité silencieuse de la conscience de soi. [18]

Le discours a également une valeur lorsqu'il devient acte. Selon la façon de le prononcer et les circonstances, il acquiert une valeur performative qui fait advenir ce qu'il énonce. L'acte de discours devient illocutionnaire s'il est énoncé sous une certaine forme, prononcé d'une certaine façon, dans un type d'occurrence et d'auditeurs précis.[19] C'est par exemple l'acte de sacrement, de baptême ou de mariage prononcé par la personne reconnue comme compétente dans l'événement organisé. Il ne peut être valide en dehors de ces occurrences. Nous verrons plus loin que l'annonce de la maladie grave, sans être un discours délibérément performatif, en a les caractères. Des « consultations d'annonce » sont d'ailleurs mises en place pour améliorer leur compréhension, sans que ce soit pour autant une cérémonie ou une promesse. Le caractère informatif se double alors de la nécessité de l'adhésion au programme de soin. Il n'y a pas de préparation et le malade n'est pas demandeur de l'acte en ce sens qu'il n'est pas demandeur de la maladie. Cette démarche permet d'améliorer la compréhension, de tenter de dédramatiser le projet de soins et ainsi d'augmenter les chances de son implication dans ce projet.

Qu'est-ce qu'un récit ?

« *Il était une fois* » : tout récit pourrait commencer de cette façon, comme un conte raconté aux enfants. Il nous entraine dans un ailleurs, un autre temps. La pratique du

---

[18] FOUCAULT, Michel, *L'ordre du discours*, Leçon inaugurale au Collège de France, Paris, Gallimard, 1971, p. 50

[19] AUSTIN, John, *Quand dire c'est faire*, Paris, Ed. du Seuil, coll. Points essais 1070, Traduction et introduction de Gilles Lane.

récit repose sur un raisonnement, elle ne s'improvise pas. Il y faut une certaine logique, un ordre donné, le respect de certaines règles. En tant que pratique discursive, elle est un art de dire autant qu'un art de faire. [20] Sa définition semble donc très simple à priori et on peut se demander s'il est bien utile de s'y attacher. Or, il en existe différentes formes et en préciser les caractères permet de le reconnaître dans ses configurations, littéraires ou non, volontaires ou non.

On peut aussi examiner l'étymologie : l'origine latine du mot récit vient de *recitare* qui signifie *dire à haute voix.*

C'est une relation orale ou écrite de faits vrais ou imaginaires. Le récit n'est pas un concept de la psychanalyse. Entendu au sens aristotélicien, c'est la mise en intrigue des actions représentées. Le récit pose donc la question de la représentation. [21]

Le récit est propre à l'humain dit Pascal Quignard qui le considère comme sphère fabulatrice. Le récit est alors celui de l'expérience, vécue et racontée. Ainsi mise au jour et explicitée, elle devient réelle, peut être montrée et partagée avec l'autre.

Le récit peut aussi être minimal, se résumer à une phrase simple, du type sujet-verbe-complément. Le choix des mots, des expansions, des compléments, des images, des comparaisons, en fait la richesse. Dans ce cas, on peut dire avec Gérard Genette [22] que le récit vient de l'évocation provoquée par ces mots. C'est alors une

[20] REVAZ, Françoise, *Introduction à la narratologie, Action et narration,* coll. Champs linguistiques, Manuels, Ed. De boeck-duculot, Bruxelles, 2009
[21] KOHN, Max, *Le récit dans la psychanalyse.* Ed. érès. Coll. Actualités de la psychanalyse, 1998
[22] GENETTE, Gérard, *Figures III*, Paris, Le Seuil, 1972

suite de deux propositions temporellement ordonnées, si bien que l'inversion de cet ordre entraîne une modification de l'enchaînement des faits, [23]

nous explique William Labov dans *Le parler ordinaire*. Ce sont des phrases qui constituent la partie initiale de l'histoire. L'auteur souligne l'importance du choix des mots, de leur place dans la phrase ainsi que des éléments de la phrase, les uns par rapport aux autres.

Un récit peut aussi être entendu comme une production linguistique, dont l'objectif est de rapporter des événements. Ce serait alors une forme verbale, un mode d'expression pour la relation des faits. Dans ce cas de figure, le récit peut être aussi minimal que la phrase simple ou aussi complexe que *La recherche* ou l'*Odyssée* nous dit encore Gérard Genette.

Pour qu'un récit soit considéré comme une narration, il est nécessaire d'y trouver les liens de causalité entre les différents faits relatés. L'enchaînement causal est pour Sartre dans *Critiques littéraires* [24] l'élément principal qui lui en fait reconnaître la réalité. Il va même plus loin en indiquant qu'il

explique et coordonne en même temps qu'il retrace, il substitue l'ordre causal à l'enchaînement chronologique.

Il ne suffit donc pas de décrire des événements, il faut qu'il y ait un ordre logique. On doit identifier leur succession et y retrouver la chronologie.

Le récit en clinique devient alors une source d'informations apportant une valeur explicative. Il permet

[23] LABOV, William, *Le parler ordinaire,* tome I, Paris, Minuit, 1978
[24] SARTRE, Jean-Paul, *Critiques littéraires*, Collection : Folio Essais, Ed. Gallimard, Paris, 1993

de comprendre ce qui se passe pour le malade, dans le déroulement de ses troubles et dans l'impact que la maladie a sur sa vie. C'est l'objectif des thèses narrativistes qui mettent en évidence les caractères successifs des différents éléments et leur déroulement logique. [25]

La relation chronologique est importante, mais le lien de causalité l'est tout autant. Les deux éléments sont nécessaires pour qu'on puisse parler de récit. Une succession d'événements dans l'ordre chronologique, s'il n'y a pas de lien de logique entre eux ne constitue pas un récit distingue Hayden White [26]. Les faits exposés les uns à la suite des autres, même dans le bon ordre, n'expliquent pas les faits. Une mise en relation est nécessaire, il faut un lien de causalité entre eux pour que naisse l'intrigue, l'exposé narratif. Donc l'ensemble doit connaître une fin qui clôture le tout et lui donne du sens. C'est la fin qui en fait la définition, qui fait conclure qu'il s'agit bien d'un récit. Il y a donc deux dimensions pour White dans le récit, l'une chronologique qui serait sa forme épisodique et l'autre non-chronologique qui est sa forme configurationnelle.

Pour Ricœur, le récit est une « mise en intrigue » de l'histoire [27]. Elle concerne des « actions faites par des hommes » et non des « événements se produisant dans la nature ». Le fait de parler d'action, implique des émotions humaines, des intentions, des motivations d'agir.[28] Cette

---

[25] DRAY, William, *Laws and Explanation in History*, Oxford University Press, 1957

[26] WHITE, Hayden, *The value of narrativity in the representation of reality*, In, *The content of the Form*. Baltimore, John Hopkins Univ. Press, 1987, pp 1-23

[27] RICŒUR, Paul, *Temps et récit*, T 1. *L'intrigue et le récit historique*, coll. Point Essais, Ed. du Seuil, Paris, 1983

[28] RICŒUR, Paul, *Du texte à l'action. Essais d'herméneutique*, II, Paris, Le Seuil, 1986

conception de l'histoire racontée dans le récit est caractéristique des actions humaines, à la différence des faits exposés survenant dans la nature. Ricœur se fonde sur les propos d'Aristote [29] pour qui le récit est l'agencement des faits, qu'il nomme *muthos.* Ricœur reprend cette dénomination avec dans le récit la dimension de description des événements, l'objet de la narration par l'auteur. Pour lui, le mode de narration, le ressenti du narrateur ne font pas partie du récit. Il ajoute :

> *La mise-en-intrigue consiste principalement dans la sélection et dans l'arrangement des événements et des actions racontées, qui font de la fable une histoire « complète et entière », ayant commencement milieu et fin.*

Dans l'étude de la narrativité, le récit est la forme la plus aboutie après la chronique qui décrit les événements selon le seul principe de la chronologie et de la relation. Ici, les événements sont présentés selon l'ordre chronologique, mais le lien de causalité apparaît nettement. Dans le récit, il existe de plus une structure d'intrigue qui compose une histoire, réclamant un dénouement.[30]

Cependant la définition du récit ne fait l'objet d'aucun consensus, ce qui en fait sans doute la richesse, mais aussi la difficulté et l'intérêt dans le sujet qui nous occupe. On retrouve malgré tout de façon constante les notions de chronologie, de représentation d'actions, de lien causal entre les événements. Par ailleurs, il a un début et une fin, un renversement de situation, un développement inhabituel ou non prévisible de l'action et un changement d'état entre le début et la fin.

---

[29] ARISTOTE, *Poétique,* coll. Les classiques de poche, Le livre de poche, Les belles lettres, traduction Michel Magnien, 1990, 1450b25

[30] REVAZ, Françoise, *Introduction à la narratologie, Action et narration,* Ed. de boek-duculot, coll. Champs linguistique, Anvers, Bruxelles, 2009

Ensuite, il persiste encore une zone d'ombre dans la nuance entre récit et narration. La narration est décrite par Genette [31] dès 1883 comme l'acte de production de discours et le récit comme le résultat de cet acte. Cette nuance est le plus souvent escamotée au seul profit du résultat, qui est le récit. Celui-ci se distingue également du « flux de l'activité quotidienne »[32] où les événements se succèdent, sans hiérarchie, sans construction. Le produit de la narration, lui, a un aspect organisé, cohérent, qui lui donne le sens souhaité. Le malade, à sa façon, racontera l'histoire de sa vie, celle où la maladie a fait irruption. C'est la narration de cette transformation qui en fait un récit pertinent pour comprendre ce qui lui arrive.

En médecine, le récit est la matière première, le matériau, le substrat sur lequel va se bâtir la relation thérapeutique. Ici, l'expérience pratique est remplacée par la médiation de la mise en intrigue et le récit qui en résulte nous permet de comprendre l'histoire de notre malade, de sa maladie, de son vécu. Raconter encore et encore : les symptômes, leur apparition, leur retentissement sur la vie quotidienne. Raconter, c'est aussi décrire sa vie, livrer l'intime. C'est donc un partage. C'est se dévoiler, faire confiance. C'est aussi reconstruire, revisiter sa propre histoire. Le récit va d'ailleurs se modifier, s'enrichir, s'affiner au fil des rencontres. Le malade repense sa propre histoire. Parfois le récit varie en fonction de l'interlocuteur, ce qui est déroutant. Pourquoi telle description avec celui-ci et telle autre avec celui-là ? Cette fluctuation, qui est de l'ordre de l'interprétation, fait douter de la vérité. Pourquoi

---

[31] GENETTE, Gérard, *Nouveau discours du récit,* Paris, Le seuil, 1983.

[32] GUILLAUME, Jean-François, *Ces histoires que l'on construit et que l'on se raconte... »* Cahiers internationaux de Sociologie, Vol 100, 1996, PP 59-90

donc la plainte est-elle différente d'un interlocuteur à l'autre ? La réponse que je propose le plus souvent est qu'elle n'advient que si on lui laisse de la place. Il ne s'agit pas pour un malade de « se faire plaindre », ni « d'en rajouter », mais d'avoir l'ouverture nécessaire pour déposer ses symptômes. Cette place réside dans la disponibilité psychique de celui qui reçoit. S'il est question de compétence, c'est celle de se connaître (en tant que receveur) c'est-à-dire connaître ses capacités et ses limites. Se rendre disponible psychiquement est coûteux en énergie psychique et en temps chronologique. Le récit du malade n'est pas élaboré comme un récit littéraire : il n'est pas conçu, élaboré, hiérarchisé. Il est spontané, et c'est ce qui fait sa matière, sa richesse. Il n'y pas de figure de style, de choix des mots. Le malade, dans son récit, utilise son propre vocabulaire, celui qui fait son histoire propre et le situe dans son temps, dans son espace social. Il rapporte des faits, mais pas à la manière de G. Genette : il n'a pas le désir d'en faire une œuvre.

Quelle est donc la place de la vérité dans le récit du malade ? En clinique de la douleur, il y a trois impératifs : le premier est de croire le malade, le second est de croire le malade et le troisième est de croire le malade. Cette petite plaisanterie que nous servons à nos étudiants les déconcerte. C'est pourtant à cette difficulté que nous sommes confrontés au quotidien. C'est véritablement un défi, car croire le malade implique de l'entendre réellement dans sa plainte, respecter son récit, travailler avec lui sur son contenu. Il s'agit de lui permettre de se livrer avec ses mots à lui, de découvrir une partie de son intime : ce qu'il ressent, ce que « ça lui fait », de le convaincre que « oui, ça nous intéresse, que cela va nous aider à l'aider, que l'on ne peut rien faire sans lui ». Déconstruire la croyance en une médecine objective, factuelle et toute puissante, au profit d'une médecine à échelle humaine, qui s'adapte à l'individu.

Pour le médecin, c'est recevoir l'histoire à la lumière de ses connaissances puis la mettre en perspective. Le récit tel qu'il est reçu s'inscrit comme une pièce dans l'architecture du savoir. Rare est le malade qui décrit sa maladie « comme dans les livres ». Il nous déconcerte, celui-là. C'est trop lisse : il récite ? Il veut plaire ? Le plus souvent, les éléments du récit s'inscrivent dans la description d'une maladie, orientent vers la recherche de la cause. Le médecin va mettre en parallèle le récit de ce malade là avec la description commune de la maladie dont il fait l'hypothèse. En clinique de la douleur, le piège le plus courant est la douleur neuropathique qui a pour caractère principal de « ne ressembler à rien », à rien de connu en tout cas. C'est le type de douleur qui n'est pas identifié s'il n'est pas recherché. Une douleur qui provoque une sensation d'écoulement par exemple, ou de brûlure au niveau du membre amputé : pour le malade, c'est la crainte de ne pas être cru.

Comment intégrer la temporalité dans l'histoire de la maladie ? La question corollaire est celle de l'origine. Ou en d'autres termes, quand débute la maladie ? Et encore, quand devient-on malade ? La maladie s'installe le plus souvent à bas bruit, elle ne commence pas avec le premier symptôme. Dans les récits des malades, elle débute avec le pressentiment, l'anomalie, la différence. De quoi cet essoufflement est-il le signe ? Mais elle ne devient réelle que lorsqu'elle est nommée. De la part des proches, la maladie est rendue réelle après l'annonce et les signes avant-coureurs sont reconnus à postériori. C'est alors que souvent, le malade devient sa maladie. Il n'est plus une personne souffrant de la maladie de Parkinson, mais un

« parkinsonien » par exemple, ou un diabétique. Sa définition d'humain est rapportée à sa maladie. Dans le récit qu'il fait de la découverte, il décrit un sentiment de dépersonnalisation. On entend également l'envahissement du temps par la prise en soin. Être malade devient alors une occupation à plein temps.

II
En linguistique, le récit s'oppose au discours.

Il est intéressant également de découvrir que le récit n'est pas le fait que de mots. Il existe aussi en effet un récit en musique, pouvant être la ligne de fond assurée par exemple par l'orgue et mettant en valeur la mélodie jouée par un autre instrument (la voix). Il désigne aussi l'un des claviers de l'orgue en question jouant la ligne de fond. Dans l'art pictural aussi, le récit est reçu de façon différente selon la position de celui qui le regarde et on dit souvent que le regardeur modifie l'œuvre regardée. Il génère une émotion, l'histoire racontée peut ou non résonner chez le spectateur. Un tableau représente un récit historique, une action, mais pour qui ignore ce dont il s'agit, il s'agit seulement de la représentation de personnages anonymes et d'une émotion identifiable.[33]

De même, en médecine, l'examen radiologique fournit une image d'une partie du corps humain. Sa lecture nécessite un apprentissage, une capacité d'interprétation. Le professionnel l'examine, établit un diagnostic et peut parfois en déduire l'évolution possible de l'état clinique, la complication prévisible. L'image de la maladie n'est pas la maladie, n'est pas le malade, mais le médecin qui regarde la radiographie pulmonaire peut anticiper les difficultés respiratoires à venir. Les deux partenaires de la relation, le médecin et le malade, devant la même image, ne sont plus au même niveau.

---

[33] VARGA, Aron Kibedi. *Discours, récit, image* Liège-Bruxelles, Mardaga, 1989

Le récit n'est en effet pas uniquement un texte. Pour Roland Barthes [34], il est

variété prodigieuse de genres, eux-mêmes distribués entre des substances différentes.

Il décrit toutes les formes d'expression depuis le langage articulé, jusqu'au texte sous toutes ses formes. Il peut être pour lui aussi bien une fable qu'un poème, une nouvelle qu'un roman, une comédie ou un drame. Il n'y a pas d'expression spécifique. Toute production textuelle écrite ou parlée, actuelle ou historique peut être un récit si elle est construite comme une succession d'événements qui modifie la vision du monde de l'auditeur ou du lecteur. On a vu avec Gérard Genette que le récit peut aussi être minimal, avec la phrase la plus élémentaire qui raconte déjà une histoire, situe une action. Il apporte toujours une information, de par le message transmis d'une part mais aussi de par le fait même qu'il soit minimal. Le malade n'a pas la force d'entrer dans les détails, « j'ai mal » est tout ce qu'il peut articuler, mais c'est essentiel pour savoir qu'il est vivant, qu'il souffre, au point de ne rien pouvoir communiquer d'autre, comme un appel au secours qui est aussi un discours minimal. Lorsque des phrases élémentaires se succèdent, elles s'organisent selon un ordre choisi, respectant la temporalité d'un ordonnancement qui lui donne du sens. Même sur une syntaxe minimaliste, la succession des phrases donne du sens au récit, de par la jonction temporelle qui à la fois sépare et réunit les deux phrases :

le récit minimal est celui qui ne contient qu'une seule jonction [35].

---

[34] BARTHES, Roland, *Introduction à l'analyse structurale du récit*, 1968

[35] LABOV William, *Le parler ordinaire*, tome I, p. 296, Paris, Minuit, 1978

Le récit peut aussi être beaucoup plus complexe, avec des phrases longues où les propositions se succèdent et où l'on peut se perdre. Mais le fond peut être minimal et le thème résumé en quelques mots. C'est ce que résume Gérard Genette à propos de *La recherche du temps perdu* de Marcel Proust :

et Marcel devint écrivain.[36]

Le récit prend donc des formes diverses, mais son analyse donne l'espoir que la recherche en sciences cognitives mettra en évidence, parmi la « galaxie des signifiants », une « forme fixe ».[37]

Dans la littérature

Pour qu'il y ait récit, il faut que les événements surviennent, il faut une intrigue[38]

L'auteur utilise des procédés rhétoriques (chaines anaphoriques, isotopies, ...) qui permettent de fixer l'information dans l'esprit du lecteur. Le procédé narratif s'inspire d'ailleurs de la description d'Aristote dans la *Poétique*, avec trois phases dans le récit : la situation initiale, la modification et la situation finale. Le récit met ainsi en évidence la transformation de la situation. Par ailleurs, pour que la parole ait une valeur performative, il est nécessaire qu'il y ait de façon contemporaine un énoncé et un événement (serment, remerciement). La parole et l'action sont alors simultanées.

---

[36] GENETTE Gérard, *Figures III*, Paris Le Seuil, 1972

[37] DE MEIJER, P., *« L'analyse du récit », Théorie de la littérature,* ouvrage collectif présenté par VARGA, A. Kibedi Paris, 1881 pp. 177-189

[38] ADAM, Jean-Michel, *Le récit,* coll. Que sais-je ? PUF, 1984, p. 31, 43

Pour Françoise Revaz, la production romanesque renoue avec le récit depuis les années 80. Le texte est construit à nouveau comme un récit, on assiste à une « renarrativisation ».

Le lecteur élabore la synthèse de ses propres tensions et de ses attentes au fur et à mesure qu'il suit l'intrigue du récit.[39]

Ce qui peut sans doute expliquer pourquoi certains auteurs utilisent leur talent pour écrire (revisiter ?) leur histoire, afin de se détacher de leur vécu traumatique, comme Philippe Lançon[40] ou Philippe Labro [41].

Il faut donc une intrigue, mais ce n'est pas suffisant. Il faut aussi un contexte, sa situation dans le temps et dans l'espace. C'est là qu'intervient la description au cours de laquelle le temps se suspend, comme un « arrêt sur image » au cinéma. Ce moment qui peut paraître inutile, ce temps suspendu opère une pause dans le déroulement de l'intrigue. Ce sont des espaces qui peuvent paraitre trop longs (ce peut être le ressenti initial en lisant *La recherche du temps perdu)* mais à chaque relecture, on découvre de nouvelles richesses, de nouveaux détails qui donnent du sens à l'ensemble. Dans le roman, ils permettent de reprendre souffle, de regarder autour de soi. Qui n'a expérimenté cet espace libre de toute tension dramatique où on lève les yeux du texte pour contempler le ciel, savourer la musique des mots, la puissance de l'évocation ? Le temps chronologique s'écoule, comme le fleuve d'Héraclite et le récit se suspend, laissant place à la contemplation de l'espace, du lieu, des individus. Robbe-Grillet évoque

---

[39] REVAZ, Françoise, *Introduction à la narratologie, Action et narration,* coll. Champs linguistiques, Manuels, Ed. de Boeck-duculot, Bruxelles, 2009

[40] LANÇON, Philippe, *Le Lambeau*, Paris, Gallimard, 2018

[41] LABRO, Philippe, *La traversée,* Paris, Gallimard, 1996

l'injection périlleuse d'un temps inutile[42],

à propos du nouveau roman qui a été en son temps, l'occasion d'explorer une nouvelle manière de s'exprimer, de raconter, de développer un genre littéraire.

Entre intrigue et description, la narration articule et déroule son récit. Le temps se déploie, s'arrête et reprend, faisant prendre le risque de perdre l'auditeur, le lecteur, l'interlocuteur. Car le but de toute narration est de transmettre un message, quel qu'il soit. Dans notre étude en clinique, ce sera le récit de la plainte, parfois erratique du point de vue naïf du récepteur, témoin de la volonté de précision du narrateur. Il s'interrompt, cherche la précision, décrit minutieusement un lieu, une circonstance qui n'aidera pas son interlocuteur (à priori) dans son diagnostic. Cependant il réalisera à postériori ce que ce souci de la précision enseigne, dit quelque chose du caractère du patient. Il suit son propre chemin, ne cherche pas à faire d'effet ou de rhétorique littéraire. Il a à cœur de livrer le meilleur de son histoire dans le seul but d'être compris.

Chez Levinas, le désir de littérature romanesque est marqué par la volonté de montrer la réalité, dans

une monstration du vrai dans sa concrétion, dans son acte et dans sa vie.

Il cherche à décrire, par la narration romanesque, une réalité non fictionnelle. Il ne décrit pas la réalité mais la réinvente sous la forme d'une fiction. Il montre ainsi que

[42] ROBBE-GRILLET, Alain, *Pour un nouveau roman*, coll. Idées, Gallimard, n°45, Paris, 1963

là où il y a expérience et sensation, il y a intrigue, c'est-à-dire à la fois intrication ou implication et rapport, c'est-à-dire rencontre, survenue, annonce et réponse, voire responsabilité.

Et qu'ainsi,

l'intrigue « littéraire » se substitue à la perspective théorique[43]

Il y a une histoire, il y a une langue pour la raconter et elle est l'instrument de la narration. C'est grâce à elle que la construction du récit devient possible. Dans la langue, l'art de bien écrire, la rhétorique, tient une place centrale. Pour bien écrire, il faut d'abord bien penser rappelle Condillac et

penser devient donc un art, et cet art est l'art de parler. [44]

Apport des sciences cognitives

L'intérêt de l'analyse linguistique est d'étudier les moyens utilisés par le locuteur pour construire son univers fictionnel. La fiction, pour être fonctionnelle, doit répondre aux trois questions « où, quand, qui ». Elle s'installe ainsi dans un cadre spatio-temporel, dont les repères sont définis, de même que les différents acteurs, leurs caractères et leurs modalités. Cet univers fictif construit dans le récit (la *diegese*) permet au lecteur de se représenter cet univers et construire sa propre fiction à partir du récit. Dans la question du rapport entre le sens et la référence:

---

[43] NANCY, Jean-Luc, *« L'Intrigue littéraire de Levinas ».* **In** LEVINAS, Emmanuel, *Éros, littérature et philosophie, Œuvres 3,* Paris, Grasset, 2013 *p. 14-16*

[44] CONDILLAC, *Œuvres philosophiques*, Ed. G. Le Roy, PUF, 1947-1951 [oct 1973], I, 403-404

l'intenté du discours ne cesse de se confondre avec le signifié corrélatif de chaque signifiant, dans l'immanence d'un système de signes. [45]

Or, selon Benveniste, la phrase est l'unité du discours. Cela signifie donc que la phrase va au-delà du discours lui-même. Elle vise un but, dit d'avantage que le contenu produit par l'organisation des mots. Le sens de la phrase, et donc du discours, est plus large que le discours lui-même, que le contenu formel des mots. Le locuteur transmet une information et ensuite, partage cette information. Il souhaite ainsi transformer le récepteur en partageant son expérience. Celle-ci est pour Ricœur un événement complet :

L'événement complet, c'est non seulement que quelqu'un prenne la parole et s'adresse à un interlocuteur, c'est aussi qu'il ambitionne de porter au langage et de partager avec autrui une expérience nouvelle. [46]

Au-delà d'unité de discours, la phrase n'a pas le même rôle pour Ricœur et pour Benveniste. Pour le premier, elle met en perspective la métaphore qui ne se réduit pas au mot, et pour le second,

la phrase est le porteur de la signification complète minimale alors que, dans la sémiotique, c'est le mot qui est un signé dans le code lexical. [47]

La phrase a donc une fonction supplémentaire par rapport au mot. Dans le cas de la métaphore, elle devient pour le linguiste, une « métaphore-énoncé » et non la « métaphore-mot » du philosophe. La modification du sens permise par ce procédé est plus complexe et nous entraîne

---

[45] TISSET, Carole, *Analyse linguistique de la narration, coll. Campus. Analyse. Méthodes. Outils. Linguistique. Ed. SEDES, 2000*

[46] RICŒUR, Paul, *Temps et récit,* T 1. *L'intrigue et le récit historique,* coll. Point Essais, Ed. du Seuil, Paris, 1983, p. 147

[47] BENVENISTE, Emile, *Problèmes de linguistique générale*, II, Paris, Gallimard, 1974

plus loin dans la phrase que dans le mot. Elle semble être plus efficace.

En sociolinguistique, le récit est considéré comme un

acte (de parole) dont le fonctionnement et la fonction sont façonnés par l'interlocution du narrateur et du narrataire.[48]

Il reprend ici un thème déjà abordé dans *La métaphore vive*[49], avec une réflexion sur la capacité pour le langage de ne pas se contenter d'être une référence au réel, à la description. Nous reviendrons sur l'hypothèse de l'utilisation de la métaphore dans la possibilité d'une rencontre en pratique clinique.

On l'a vu, le récit est le produit, le résultat de la narration. On a constaté également que le récit n'est pas univoque. Celui d'un événement donné peut varier en fonction du moment où il est raconté, que ce soit par le même locuteur ou bien d'un locuteur à l'autre pour le même épisode. Le thème abordé est le même, les mots sont choisis dans le lexique du locuteur et selon l'intensité dramatique qu'il veut donner à son récit, le déroulement du discours peut se modifier, avec une part de variabilité qui en rend la lecture complexe :

Toute la difficulté de lecture consistera à faire la part de ce qui est reproduction objective et interprétation subjective, acceptation des dires de l'autre ou dissension dans les modalités. [50]

---

[48] BRES, Jacques. *La narrativité,* Ed. Duculot, Louvain la Neuve, Belgique

[49] RICŒUR, Paul, *La métaphore vive*, coll. L'ordre philosophique, Paris Ed. Seuil 1975

[50] AUTHIER-REVUZ, « *Les formes du discours rapporté. Remarques syntaxiques et sémantiques à partir des traitements proposés ».* DRLAV, n°17, 1978, p. 1-87

Le récit peut également se complexifier du fait du désir d'intégrer d'autres voix que celle du locuteur principal, ou bien de faire apparaître des éléments de temps différents. Cette complexité fait prendre le risque de rendre le discours encore plus inintelligible.

Quelle est donc la place de l'étude du récit en clinique ? La narratologie apporte-t-elle des réponses en terme de dialogue ? Pour mémoire, la narration est le déroulement du récit qui en est le résultat. Son étude pour les linguistes permet de distinguer le récit du non-récit. Ce dernier serait alors une histoire sans intrigue, non racontable, sans début, milieu ni fin. En effet, le récit apporte une information, une émotion, il change la personne qui le reçoit. La fiction ainsi construite a donc une chronologie, un déroulement. L'étude narratologique apporte des informations d'une part sur le fonctionnement du récit, de par sa structure, son sens, sa crédibilité, en terme d'information. Elle informe sur sa dynamique, sur son interaction avec le réel.[51] De plus, elle permet, en clinique, de se saisir du dispositif récit pour

> *saisir le sens des événements de la maladie* et *pose à vif l'expérience du langage dans sa dimension sociale et individuelle.* [52]

Et Maria de Jesus Cabral insiste longuement dans son travail sur la question de la singularité du lien entre le corps et la voix dans la narration, chaque malade devant trouver son propre moyen d'expression par ses mots et par son

---

[51] PRINCE, Gérald. *Narratologie classique et narratologie post-classique*, 2006, http.//www.vox-poetica.org/t/prince06.htm

[52] CABRAL, Maria de Jesus, *Dire, de corps en corps. La médecine (narrative) et la question du discours*, Ce travail s'inscrit dans le projet de recherche individuel « Do Texto ao corpo. Interfaces teatro e medicina », financé par la FCT – Fundação para a Ciência e a Tecnologia, en articulation avec le Projet « Narrative & Medicine » (CEAUL - Universidade de Lisboa) et l'IPO - Instituto Português d'Oncologia de Lisboa.

corps. Par le récit, il met en mots et en fiction la succession des faits qui l'a fait changer de statut aux yeux du monde et aux siens. Il est devenu un malade. On a vu que le récit transforme son auditeur. Il transforme aussi son locuteur, il lui fait franchir

> *un seuil invitant au passage, à la diction – opération qui imprègne les événements d'une dimension active, incarnée, et intersubjective, suscitant, dès lors, des interactions particulières.*[53]

En philosophie

On trouve les premiers textes à propos du récit chez Aristote. Dans la *Poétique*, il traite surtout de la tragédie, de sa structure. Les événements se succèdent, le discours a un début, un milieu et une fin. Les événements intérieurs appartiennent à l'histoire. En outre, les événements extérieurs représentent les antécédents de l'action décrite. Le récit est alors un mouvement, précédé des nouements qui sont les événements précédant l'action en cours. Il se déroule selon une chronologie définie, avec une action, un renversement puis un dénouement. Cette construction est celle de la forme tragique particulièrement décrite dans cet opus et a été reprise par Ricœur [54], surtout dans *Temps et récit*.

D'autres philosophes contemporains se sont intéressés au langage, cherchant à comprendre comment la construction des phrases permet l'expression de la pensée se manifestant par le choix et l'agencement des mots. Mais la pensée est entrainée, tout au long de la vie, et l'individu a accès ou non à un lexique plus moins riche. Sa parole est plus ou moins fluide et l'inconscient (encore lui) va opérer le choix. Parfois, le vocabulaire et l'expression s'adaptent à

---

[53] op. cit.

[54] RICŒUR, Paul, *Temps et récit,* T 1. *L'intrigue et le récit historique,* coll. Point Essais, Ed. du Seuil , Paris, 1983

l'interlocuteur, chacun tentant de rejoindre l'autre par ce biais, de trouver un terrain d'entente. Derrida, dans un ouvrage posthume et original, revient sur l'analyse du langage d'action. Il écrit :

> *Je regarde la grammaire comme la première partie de l'art de penser. Pour découvrir les principes du langage, il faut donc observer comment nous pensons.* [55]

Il s'inspire ici des travaux de Condillac, faisant le parallèle entre art de parler et art de penser. Il insiste sur une méthode pédagogique qui conduirait à accompagner l'élève (l'enfant dans l'éducation, le malade dans notre cas) à partir de sa pratique de la langue et de la connaissance. Il s'agit de réfléchir à partir de ce que l'autre sait déjà. En clinique, l'accompagnement des patients et des familles dans la découverte de la maladie grave passe par cet instant de la question : « que savez-vous déjà, qu'avez-vous compris de ce qui a été dit jusqu'ici ? ».

En psychanalyse

L'analysant dans le cabinet du thérapeute livre des fragments, des bribes de son histoire, au fil de la pensée, des résistances et des séances. Il rapporte des rêves, parfois des « scènes primitives », décrit les conflits passés et actuels. Le rôle de l'analyste est alors de recréer le *muthos* aristotélicien, de reconstruire l'histoire, de tisser l'intrigue à partir de ces éléments. Il la rend ainsi à la fois intelligible et supportable. Les mots utilisés disent la souffrance, ils disent aussi la culture, la capacité d'expression, le lexique. La question de la limite dedans/dehors se pose alors avec le langage comme intermédiaire, où il fait parfois effraction, par le lapsus, un vocabulaire mal assimilé. Il s'agit aussi du

---

[55] DERRIDA, Jacques, *Le calcul des langues*, Ed. Seuil, Bibliothèque Derrida, Paris, mai 2020, p. 44 droite

récit médical mal compris, mal interprété, assimilé ou non[56].

Pour les psychanalystes, le récit clinique occupe une place centrale. Au fil de la cure, l'analysant relate des faits, des sentiments, des émotions. Il lui est recommandé de ne pas trier, de ne pas choisir : ni les mots, ni leur agencement. Aucune figure de style ou de rhétorique, la parole est libre et parfois entravée par cette injonction paradoxale de dire tout ce qui vient, sans réfléchir. L'analysant se sent alors parfois pris de vertige et son récit se bloque. Cette relation orale qui fait que son récit est unique est au cœur de la pratique analytique. Elle puise dans sa mémoire, elle en livre du contenu par fragments, sans que le sens en apparaisse clairement. C'est tout le travail de tissage, cet « art de faire » comme le nomme Michel de Certeau qui permet d'inventer le présent.

Bien loin d'être le reliquaire ou la poubelle du passé, elle vit (la mémoire) de croire en des possibles et de les attendre, vigilante, à l'affût[57]

Au fil de la pratique, la narration souvent répétée du trauma, l'alimente. Au cours du temps elle permet sa mise en intrigue. Mais c'est l'association libre qui, avec Freud, va ouvrir la possibilité du récit.[58] Sa particularité dans la cure analytique est qu'il est au cœur de la technique, il en est le matériau sans lequel la cure n'est pas possible. La mise en intrigue peut être rendue inintelligible par le caractère fragmentaire de la parole sous forme

[56] BLANCHOT, Maurice, *Le très haut*, [1948], Paris, Gallimard, 1975
[57] CERTEAU, Michel de, *L'invention du possible*, 1- Arts de faire, Folio-Gallimard, 1990, p. 131

[58] KOHN, Max, *Le récit dans la psychanalyse.* Ed. érès. Coll. Actualités de la psychanalyse, 1998, p. 23

d'associations, de même que le transfert et le contre-transfert qui jouent un rôle important. En effet,

Freud raconte et pense le transfert en même temps, ce qui n'est pas forcément le cas du récit clinique.[59]

Marilia Aisenstein [60], à partir de l'exemple d'une thérapie, montre l'influence du travail psychanalytique dans l'évolution de la maladie grave. Dans la situation décrite, elle montre comment sa patiente élabore au cours de la cure et rencontre de grandes difficultés du fait de son origine. Elle est japonaise et, bien que maîtrisant parfaitement la langue française, elle ne peut traduire sa pensée en mots. De plus, sa capacité à rêver semble avoir disparu, ce qu'elle attribue à son absence de pratique de sa langue d'origine. Elle ne peut plus traduire les images du rêve en mots et les rêves eux-mêmes semblent avoir disparus. Elle rapporte ses propos :

« les mots n'appellent pas les mêmes images, les images pas les mêmes mots. »

Elle décrit ensuite comment la maladie cancéreuse peut être rattachée à un traumatisme ancien, occulté, mais elle montre surtout que le symptôme fait sens à l'issue de la cure ce qui est rendu possible du fait du regard extérieur, des liens psychiques proposés. Il est pour cela nécessaire que le malade ait la capacité d'élaboration psychique et adhère au projet d'analyse. Ceci fait évoquer les cas où les malades ne disposent pas de cette capacité, ni d'un vocabulaire suffisant, ce qui rend la relation d'aide difficile. Les

[59] KOHN, Max, *Le récit dans la psychanalyse.* Ed. érès. Coll. Actualités de la psychanalyse, 1998, p. 82

[60] AISENSTEIN. Marilia, *Travail psychanalytique et maladie grave,* « Le carnet PSY », 2008/4 n°126, p. 29-34

propositions de traitement par la parole, par la métaphore sont de ce fait parfois impossible.

Ce qui fait la particularité du récit clinique est, on l'a vu, une mise en intrigue qui ne cherche pas à séduire. Dans le cas de la psychanalyse, le récit clinique a de plus la propriété d'offrir un accès à l'inconscient. La parole sous forme d'association libre construit une histoire et la temporalité ne respecte pas la chronologie. L'événement y apparaît alors sous forme symbolique, surprenant parfois le locuteur lui-même. L'analyste reçoit cette parole, dans son désordre apparent. C'est dans ce chaos qui prend forme progressivement que l'intrigue se met en place. L'histoire du patient, son trauma initial, sa capacité de guérison s'installent. Par l'intermédiaire de la symbolisation, des images, des métaphores, les blessures trouvent leur pansement, les douleurs leur guérison. Le rôle du récit est ici de faire le lien entre le conscient et l'inconscient, d'être à la fois la porte et le pont. Dans son exposition, il donne à voir la représentation de l'univers du narrateur.

Le récit clinique est un passeur de représentations : il ouvre, ferme, comme une porte qui laisse passer dans un sens et dans un autre, et il relie ce qui est séparé, comme un pont. Bref, relier l'inconscient, se relier à l'inconscient. Relier le séparé, et séparer le relié : le pont et la porte. [61]

Les récits des analysants sont, pour les analystes, le matériau du travail. Le produit de la narration, n'est pas encore un récit, il n'est pas encore organisé comme tel, mais pourrait le devenir. Les mots dans leur agencement, renseignent sur le contenu de l'émotion décrite, livrée involontairement. Lorsqu'ils passent de la forme orale à la forme écrite, cela peut poser un problème. Ce ne sont pas des récits utilisables comme le seraient des textes

---

[61] KOHN, Max, *Le récit dans la psychanalyse.* Ed. Érès. Coll. Actualités de la psychanalyse, 1998, p. 140

publiables. Ils sont nécessaires à la cure en se substituant à l'acte.

Il est vrai que le statut de ces textes est ambigu, puisque les psychanalystes les incluent dans la cure au titre de passage à l'acte, tout en les excluant comme textes publics. [62]

Cependant, au fil des séances le récit se construit et l'intrigue se tisse, fil à fil. Le récit n'est pas livré construit, mais se découvre peu à peu, sans que la volonté s'exerce. Lacan a montré comment la structure du langage permet de mettre au jour le symptôme. Non seulement les mots, ce qu'ils disent, mais aussi la manière dont ils sont exprimés, sont les témoins de son savoir propre sur ses névroses. Et

c'est seulement lorsque le parcours a été accompli que l'on peut établir véritablement l'itinéraire que l'on a suivi. [63]

C'est ainsi que Lacan montre que

l'inconscient est structuré comme un langage – exprimant l'impossibilité du sujet à conceptualiser totalement son mal et son refoulé – donne accès aux émotions et touche le corps. [64]

Et ce récit construit au fil des séances, constitue l'histoire même de la vie de l'analysant. On pourrait presque prendre ce travail pour un modèle de la recherche historique.[65] La mémoire individuelle et collective cherche des traces, des souvenirs, épars, cachés dans l'inconscient. Elle les lit, les relit et les relie. Elle en déduit une histoire particulière. Parfois un souvenir émerge sous forme de lapsus,

---

[62] CHIANTARETTO, J.F. *« Passages à l'écrit. A propos de l'écriture de la cure par l'analysant »* In *Psychanalystes*, n°88. Mars 1991

[63] FOUCAULT, Michel, *Cours au collège de France*

[64] LACAN, Jacques, *Métaphore du sujet*, [1960] Appendice II, *Ecrits*, Seuil, Paris, 1966

[65] CERTEAU, Michel de, *Historicités mystiques*, Recherches de science religieuse, tome 73, 1985, p. 326.

d'interprétation erronée, mettant au jour un événement que l'on croyait oublié.

En clinique somatique

Dans l'histoire de la médecine, l'homme malade est compris initialement comme inadapté à son environnement et le premier remède est de corriger cette inadéquation. C'est l'hypothèse d'Hippocrate qui s'oppose à l'héllénocentrisme de son temps. Il situe l'homme dans son milieu, selon un modèle horizontal. Par exemple, il a observé sur lui-même puis a vérifié chez ses contemporains le bénéfice d'un ajustement du régime alimentaire sur le bien-être en général et l'état de santé en particulier. Pour lui, la plupart des maux curables le sont par la correction des abus, l'adéquation du régime à la saison, aux nourritures disponibles. On pourrait aujourd'hui y réfléchir et améliorer ainsi notre relation à notre corps et à notre univers.

De nos jours, dans la médecine dite holistique, le médecin doit observer son patient dans son environnement. Ceci concerne son cadre, son métier, son rythme de vie. Il dépiste les erreurs dans son hygiène de vie, les intoxications volontaires ou involontaires. Ce regard global s'exerce aussi sur ses relations à son entourage. Il s'interroge sur les modalités de celles-ci avec ses semblables, dans sa famille, dans son métier. Si au temps d'Hippocrate les médecins ne connaissaient pas la physiologie, ils se faisaient une idée du fonctionnement global du corps et des moyens de remédier à un dérèglement en rétablissant l'équilibre. Aujourd'hui, où l'imagerie précise la lésion, la perception du corps par l'humain est souvent négligée. Le médecin doit, aujourd'hui comme hier, reconstruire intellectuellement l'histoire de la maladie à partir du récit du malade. L'image de la lésion ne remplace jamais la perception de celle-ci de l'intérieur, ce qu'elle fait à l'homme atteint de cette maladie.

Dans le soin, la proposition thérapeutique varie aussi parfois en fonction du thérapeute. Dans la médecine globale il est question d'alliance, de rétablissement de l'harmonie, de retour à l'ataraxie. C'est le cas de la médecine générale, par exemple, mais aussi de la médecine gériatrique ou encore de la médecine palliative. Dans la pratique oncologique, le vocabulaire est tout autre. C'est une médecine de guerre avec un lexique agressif. Elle utilise des armes, il est question de se battre et de gagner des batailles. On retrouve ces deux attitudes dans la médecine hippocratique sans qu'elles s'opposent : la bagarre par la chirurgie et par les médicaments d'une part, la recherche de l'équilibre par l'hygiène de vie et la diététique d'autre part. Le médecin est à la fois penseur, parfois philosophe comme Avicenne ou Maïmonide et technicien maitrisant son art, sa *technê*. Dans sa pratique, et Hippocrate l'a théorisé, le médecin se doit de respecter le malade, de faire alliance afin de pouvoir l'aider. Comme il y insiste dans un de ses *Aphorismes* :

> *L'art se compose en trois termes : la maladie, le malade et le médecin. Le médecin est le desservant de l'art, il faut que le malade aide le médecin à combattre la maladie.* [66]

Cette aide réciproque ne peut passer que par ce qui permet la communication, à savoir le langage qui est la base de la relation thérapeutique, donnant du sens aux paroles échangées à travers le récit.

En clinique psychiatrique aussi, le récit est le fruit de la narration permise par la rencontre. Le malade se raconte, fait l'exposé de ses souffrances. Ensuite, le médecin ou le

[66] HIPPOCRATE, *L'art de la médecine,* Traductions et présentation par Jacques Jouanna et Caroline Magdelaine, GF, Paris, 1999

psychiatre le reconstruit pour en faire un récit clinique, à visée didactique ou de transmission, pour faciliter la compréhension et l'approche clinique de ses confrères ainsi que des autres intervenants soignants. Les manifestations de la maladie sont observées alors directement au « lit du malade ».

> *La mise en récit de l'observation clinique se déduit de la définition même du mot qui vient du grec klinikos et qui en tant qu'adjectif signifie que l'on observe directement au lit des malades les manifestations de la maladie.* [67]

Les mots du récit ne disent pas toujours littéralement la pensée du patient. La parole en général et le récit en particulier favorisent la prise de conscience de la pathologie. Au fur et à mesure qu'il déroule la narration, l'individu intériorise ce qui se passe dans son corps et les mots prononcés organisent la pensée consciente. La maladie devient réelle dans le corps et dans la vie. Les idées parfois se télescopent avec, pêle-mêle, la nécessité de répercuter l'information à l'entourage, les questions du travail, de la vie quotidienne, qui masquent temporairement la possibilité de la mort. Les mots utilisés disent l'inquiétude, le degré de compréhension, mais aussi la culture, la capacité d'expression, de métabolisation de l'événement.

En médecine narrative, l'approche médicale se fonde sur le récit plutôt que sur l'interrogatoire. Liberté est alors laissée au malade de faire l'exposé de ses troubles dans l'ordre qui lui convient et surtout en lui laissant le choix de ses priorités et le temps de les livrer. Nous verrons, avec l'expérience de Paris Descartes, que tous les éléments

---

[67] KOHN, Max, *Le récit dans la psychanalyse.* Ed. Érès. Coll. Actualités de la psychanalyse, 1998, p. 92

nécessaires à la compréhension de la plainte sont disponibles et qu'il suffit de faire préciser les points manquants pour compléter le tableau. L'avantage est que le malade fait son récit propre, dans sa particularité. De plus, il se sent en confiance et écouté. Le médecin se doit de développer cette compétence narrative pour identifier dans le récit la chronologie nécessaire et pour saisir le

sens des événements de la maladie [68]

Narration ou fiction ? Le récit du malade semble être un reflet de sa réalité, de ses représentations. Il apprend à mettre en scène et parfois en acte les événements passés. On constate aussi qu'au fil du temps et des récits successifs, il lit et livre son histoire différemment. Il la revisite, mettant en relief certains éléments et ce qui paraissait très important ou ce qu'il pensait l'être pour son interlocuteur passe au second plan. Il intériorise son histoire et la reconsidère en se l'appropriant. Cela peut avoir des conséquences surprenantes, comme dans le cas des séquelles d'hémiplégie par exemple où la moitié du corps n'est plus commandée par le cerveau. On sait cliniquement qu'il y a héminégligence car le cerveau n'a pas intégré cette information du déficit fonctionnel, mais le malade continue de raconter qu'il a marché. Il y a dissociation entre la commande et le constat fonctionnel. On se dit parfois que le malade « marche dans sa tête », le schéma de sa marche étant inscrit, il est inconcevable pour lui d'énoncer sa perte. La capacité motrice est altérée, mais la pensée ne peut pas l'intégrer et la parole suit la pensée.

Le malade qui raconte son expérience ne sait pas qu'il en fait le récit. Le plus souvent la proposition de

---

[68] CHARON, Rita, *Médecine narrative, rendre hommage aux histoires de maladies*, Ed. Sipayat, 2015 traduction Anne Fourreau

« raconter » le déstabilise. Il s'attend à ce qu'on lui demande des faits. Il tente d'apporter des éléments factuels, ce qu'il pense être important et utile au diagnostic en mettant de côté les émotions. Si l'espace et le temps lui sont laissés, il va livrer ce qui compte pour lui et il mettra spontanément en avant l'essentiel. C'est à partir de cet essentiel que le médecin reconstruira l'histoire, mettra en lien les différents symptômes et reconnaîtra parmi eux celui dont il faudra s'occuper en premier. Cela équivaut à déterminer la demande implicite derrière la demande explicite. C'est peut-être la transposition au réel clinique de ce que Ricœur nomme la refiguration de la vie par le récit, où les deux univers, celui du texte et celui du lecteur, se rejoignent. Pour nous, il s'agit de faire se rencontrer le malade et son médecin grâce au récit. Cette troisième mimésis [69], selon Ricœur, revient à analyser les données du récit et à en déduire les éléments utiles à l'analyse de la situation, ce qu'il appelle la refiguration. Pour évoquer son parcours de vie, il est nécessaire de respecter une certaine chronologie, celle des événements en rapport avec l'intrigue, avec le fil du récit que l'on veut construire. Cette mise en relief de la chronologie, du début, du milieu et de la fin est ce qui permet de lui donner du sens. Elle donne à comprendre la survenue de la maladie dans le corps, sa prise de conscience, faisant ainsi la différence entre l'état préalable et l'état actuel. C'est pour le médecin une aide précieuse pour l'établissement du diagnostic. En retour, l'explication de la maladie et de la stratégie thérapeutique choisie doit suivre le même chemin. Il est en effet nécessaire de fournir les éléments qui permettent de comprendre le cheminement de réflexion qui aboutit à la décision. Il est bien évident qu'il ne s'agit pas de faire un

[69] La mimèsis (en grec ancien : μίμησις / mímêsis), de μιμεῖσθαι (mīmeisthai, « imiter », de μῖμος, « imitateur, acteur ») est une notion philosophique introduite par Platon dans La République, puis reprise et développée par Aristote.

cours de médecine (quoique) mais de s'adapter, et c'est là la difficulté, à la capacité de compréhension du patient pour lui donner les éléments indispensables du raisonnement afin d'obtenir son adhésion.

Le récit médical est ainsi complexe à construire, car il doit s'adapter en temps réel à chaque individu.

III
L'événement dans le récit : l'annonce

L'événement

L'événement crée une solution de continuité dans le déroulement du temps. Il crée en lui-même une sorte de bulle d'immobilité où le temps ne s'écoule pas de la même façon. Il peut être de l'ordre intime, sous la forme d'une modification de la perception du corps (une anomalie, mais aussi les premiers mouvements du fœtus par exemple) qui la change de façon irréversible. Il laisse une trace chez l'individu, une cicatrice physique et/ou psychique. Rien n'est plus et ne sera jamais plus comme avant.

Et la maladie elle aussi est un évènement. Même si elle n'est pas mortelle, elle n'affecte pas que le corps. Elle est pour la psychanalyste Marilia Aisenstein,

> *la résultante d'une infinité de facteurs, héréditaires, génétiques, organiques, environnementaux et psychiques, or elle survient à un moment donné de la vie d'un sujet.* [70]

Elle surgit dans la vie de l'individu, à un moment qui n'est pas anodin. Même si elle est prévisible, par exemple du fait d'un dépistage génétique ou d'une forme familiale, rien ne permet de prédire à titre individuel à quel moment elle surviendra.

Différents types de temps sont distingués d'après Benveniste, ce qui nous permettra de comprendre comment l'individu s'intègre dans le monde. Le temps physique peut être compris comme une durée qui s'écoulerait de la même

---

[70] AISENSTEIN. Marilia, *Travail psychanalytique et maladie grave*, « Le carnet PSY », 2008/4 n°126, p. 29-34

façon pour tous les individus, comme le fleuve héraclitéen que l'on regarde de l'extérieur, c'est le « *temps physique du monde* ». Il existe aussi, en parallèle, un « *corrélat psychique* » qui est celui de la durée ressentie, la « *durée intérieure* ». Ce temps physique du monde et son corrélat psychique sont étroitement liés. Benveniste leur oppose le

> *temps chronique qui est le temps des événements, qui englobe aussi notre propre vie en tant que suite d'événements* [71]

A partir de ces définitions, la notion d'événement apparaît comme un des facteurs rythmant le temps, regardée comme une succession d'expériences, vécue de l'intérieur comme telle et vue de l'extérieur comme une mosaïque. Chaque accident constitue la limite entre avant et après, selon un temps physique décrit ainsi par Aristote :

> *le nombre du mouvement selon l'intérieur et l'extérieur* [72]

et dont le calendrier est commun à tous. Il est par ailleurs distinct du temps interne, émotionnel qui est propre à chacun. Ce temps interne qui peut être défini comme une suite d'événements, il peut aussi être distingué du temps vécu. Il dépend en effet du ressenti face aux événements. Tout ceci explique qu'un fait, similaire ou identique, peut être perçu comme d'une durée différente par deux individus qui l'ont vécu dans le même temps chronologique mais émotionnellement de façon différente. Benveniste insiste :

> *Le temps chronique fixé dans un calendrier est étranger au temps vécu et ne peut coïncider avec lui ; du fait même qu'il est objectif, il propose des mesures et des divisions uniformes où se logent les événements, mais celles-ci ne coïncident pas avec les catégories propres à l'expérience humaine du temps*[73]

---

[71] BENVENISTE 1974 : 70
[72] ARISTOTE, *Physique*
[73] idem : 73

Au-delà de l'individu, au plan de la population, l'événement n'est nommé comme tel que relativement à la trace qu'il laisse, à l'impact qu'il a sur la vie quotidienne. On l'évoque en fonction de son retentissement qui en fait le caractère. Ce mot avait autrefois le sens latin d'*eventus* qui signifie résultat, effet, issue. Ce sens s'est aujourd'hui modifié en

Ce qui advient à une date et en un lieu déterminé, lorsque ce fait présente une certaine unité, et se distingue du cours uniforme de même nature.[74]

C'est donc la trace qui fait l'événement et en fournit le sens. En tant que tel, il n'a pas de signification. Tenter d'en trouver une serait réducteur. S'attacher au fait brut serait se limiter à la donnée de l'expérience, entachée du biais du jugement. Le fait, pour être considéré comme un événement doit donc remplir certaines conditions. Ce qui se produit doit être reconnu comme inhabituel et cette reconnaissance implique une analyse y compris émotionnelle. Le fait marquant crée un changement, un impact dans l'esprit de l'observateur. Il faut avoir un regard à la fois interne et externe sur ce fait. Ce regard, cette observation devra concerner aussi la manière dont on l'évoquera, sa dénomination. C'est ainsi que Ricœur le définit :

Les événements ne sont décelables qu'à partir de leurs traces, discursives ou non. Sans réduire le réel historique à sa dimension langagière, la fixation de l'événement, sa cristallisation s'effectue à partir de sa nomination.

Et encore :

L'événement qui est de retour n'est donc pas le même que celui qui a été réduit par le sens explicatif, ni celui infra-signifié qui était extérieur au discours. Il engendre lui-même le sens : cette salutaire reprise de

[74] LALANDE, André, *Vocabulaire technique et critique de la philosophie*, Quadrige Dicos poches, PUF, Paris 2013

l'événement sursignifié ne prospère qu'aux limites du sens, au point où il échoue par excès et par défaut : par excès d'arrogance et par défaut de capture.[75]

Outre la trace qu'il laisse et qui conditionne son caractère d'événement, il fait partie de l'intrigue du récit. C'est lui qui joue le rôle principal qui fera que le récit en est un en créant un changement. Son rôle dans le récit est

la médiation qui assure la matérialisation du sens de l'expérience humaine du temps « au trois niveaux de sa préfiguration pratique, de sa configuration épistémique, et de sa reconfiguration herméneutique » [76]

Temporalité / cristallisation : temps de la narration / temps de l'annonce

Si la question du temps est essentielle dans l'approche de l'événement en créant une rupture dans le récit, la forme de l'annonce a également un rôle essentiel. Pour avoir une valeur performative, le discours doit obéir à la règle de contemporanéité absolue entre l'événement et son énonciation. C'est le cas du serment ou du remerciement par exemple. Dans le cas de l'annonce de la maladie grave, on retrouve ce caractère de contemporanéité, mais ce n'est pas elle qui a le pouvoir de faire advenir la maladie, elle ne fait que la rendre présente dans les paroles énoncées.

Pour Michel de Certeau cette question du temps se décline selon plusieurs axes. Premièrement, le temps de l'attente, qu'il nomme temps « expecté » qui associe le temps linéaire, continu, fluide et ponctué d'événements surprenants. Il le compare au temps du chasseur.

---

[75] RICŒUR, Paul, « Evénement et sens », *Raisons Pratiques*, « L'événement en perspective », n° 2, 1991, p. 55

[76] PETIT, Jean-Luc, « La construction de l'événement social », *Raisons Pratiques*, n° 2, « L'événement en perspective », 1991, p. 15

Deuxièmement, le « temps tissé » plus continu, ponctué par des échanges qui ne créent pas de ruptures. Troisièmement, le temps « troué » ou « reprisé » est celui au cours duquel l'accident fait sens. Enfin, le temps « sans trace » dont il ne reste rien, comme la mémoire orale qui a disparu. [77]

Par ailleurs, la temporalité est essentielle dans le récit. C'est elle qui en fait la chronologie, qui met en avant certains faits pour en escamoter d'autres.

La temporalité est une dimension essentielle du récit. La narration est affectée par la temporalité dans la mesure où le narrateur peut privilégier tel fait ou en résumer d'autres. Elle agence les faits en respectant ou non la chronologie. [78]

Il est bien évident que de la part du malade ou du médecin, il n'est pas question de figures de style ou de rhétorique, mais la forme du discours, involontairement et de part et d'autre, va prendre la forme d'un récit. Le souci du détail de la part du patient, l'insistance à trouver le mot juste, le nom exact du confrère qui va « certainement » aider à découvrir l'anomalie et à la résoudre en sont pour moi le témoin.

Pour exprimer la temporalité, le discours a recours à toutes les catégories grammaticales qui s'ordonnent selon deux plans énonciatifs : l'énonciation discursive où tous les faits se repèrent par rapport au moment de leur énonciation et où les événements se repèrent les uns par rapport aux autres en fonction de leur importance dans la progression textuelle. [79]

Pour Bergson, l'idée du temps n'est pas celle des scientifiques, elle est celle intimement ressentie, en tant que

---

[77] CERTEAU, Michel de, *L'écriture de l'histoire*, Paris, Gallimard, 1975

[78] BENVENISTE, Emile, *Problèmes de linguistique générale*, « les relations de temps dans le verbe français, NRF, Gallimard, 1966

[79] Op. cit.

durée. La mesure du temps n'est qu'arbitraire, elle ne dit rien du ressenti de l'écoulement et du changement qui intervient chez l'homme.[80] Il compare souvent la relation de l'homme et de sa mémoire à une boule de neige : elle dévale une pente en se transformant. Elle s'enrichit de ses expériences, toujours différente et pourtant foncièrement identique à l'intérieur.

Temps de la narration

L'écoute du médecin en consultation est une réelle question. Le temps moyen d'une consultation est estimé à 10,7 minutes en Europe. Par ailleurs, le temps moyen de parole laissé au malade avant d'être interrompu est estimé à 23 secondes.[81] La question du récit prend alors ici toute son acuité.

Ce temps de la narration est nécessaire pour poser la plainte, préparer la rencontre. C'est un temps précieux. Il tisse les liens qui permettront ensuite d'aborder la question de la gravité et de l'accompagnement. Cet échange au cours de la consultation se joue, comme dans la tragédie, dans une unité de temps, de lieu et d'action et permet aux protagonistes de s'évaluer réciproquement. La plupart du temps, à l'hôpital, le médecin reçoit le malade dans un contexte donné. Celui-ci devient familier au malade, qui s'approprie les lieux, identifie le personnel soignant. Il en vient parfois à les appeler par leur prénom, ce qui est une manière de dédramatiser, de faire alliance. Cette rencontre, pour être thérapeutique, doit laisser la place à une parole non standardisée, dans ce colloque singulier que représente

---

[80] BERGSON, Henri. *Matière et mémoire*, Essai sur la relation du corps et de l'esprit Paris, Quadrige, PUF, 2012

[81] REVAH-LEVY, Anne, Verneuil Laurence, 2016, Docteur, écoutez ! Paris, Albin Michel

la consultation, respectant la personnalité et l'individualité de chacun, par laquelle

une expérience humaine s'instaure à neuf. [82]

Temps de l'annonce

Après un temps de narration qui relie des faits, des événements, avec leur lien de causalité, vient l'annonce qui va le figer. L'événement relaté précédemment est dynamique et à l'intérieur du récit, il s'inscrit dans une histoire, dans une intrigue. Lorsque l'événement, comme la survenue de la maladie advient, il fait rupture dans une histoire humaine. Il ne peut pas toujours être relié à la chronologie ou bien il lui est attribué une intention propre, de l'ordre de la pensée magique, comme une anthropomorphisation ou une punition d'origine divine. La survenue de cette injustice qu'est la maladie a besoin d'être rapportée à une cause. L'événement fige l'action, il crée une dynamique différente, inhabituelle, sans raison logique, sans intention. Il échappe au contrôle de l'individu.

Le temps du récit en fait sa structure. C'est parce qu'il est inscrit dans le temps que le récit existe. La chronologie des faits, l'organisation chronologique de l'intrigue, le fait qu'elle change le narrateur et le récepteur du récit sont essentiels dans sa compréhension. Le récit produit par la narration du malade n'est pas une œuvre mais il est unique pour lui. Il pose le temps de la plainte et le temps de sa réception. Il crée un monde pour lui, il historicise sa maladie dans sa vie. Il la rend singulière et unique. Le récit pour avoir un sens s'inscrit dans le temps, il

[82] BENVENISTE, Emile, *« Le Langage et l'expérience humaine », Problèmes de linguistique générale*, chap. IV, Paris, Gallimard, 1974, p. 68

dessine les traits de l'expérience temporelle. [83]

Par ailleurs, le fait de l'annonce qui rend la maladie réelle, change le statut du malade. De patient, littéralement celui qui attend la consultation, il devient le malade. L'énonciation du diagnostic le fait accéder à une autre identité, lui attribue une autre subjectivité. Il change de dimension.

Au fil du temps et de la pratique, j'ai appris à mesurer le temps, à l'apprivoiser. Mon activité en soins palliatifs me permet ce luxe de ne pas avoir à mesurer la durée possible pour une consultation. Même si souvent, j'ai l'intuition de la réponse à donner dès les premières minutes, je sais aussi qu'il est inutile de la proposer aussi vite. L'acceptation du traitement doit passer par une relation qui permet d'établir une alliance, un cheminement ensemble avant d'envisager une prescription. Dans cette notion d'échange, il peut véritablement exister une forme de potlatch, de don / contre-don décrit par Marcel Mauss. Le malade me donne son histoire, son corps à examiner. En échange, je lui donne mon temps, mon attention, ma compétence.

L'annonce proprement dite opère une disjonction dans la fluidité du temps. Elle le fige, crée un événement de durée courte, en rupture avec le temps long de la narration. Un récit de vie devient une tragédie individuelle, incommunicable. Dans ce que raconte la personne, de ses sentiments face à l'agression de la maladie, il y a cette oscillation entre temps long, celui de l'attente (des résultats par exemple) et temps court, celui de la communication elle-même : l'annonce, la description d'un protocole. Ce

---

[83] RICŒUR, Paul, *Temps et récit,* T 1. *L'intrigue et le récit historique,* coll. Point Essais, Ed. du Seuil , Paris, 1983, p. 17

temps est parfois décrit à postériori comme une catastrophe, une déferlante, donnant le sentiment d'être submergé.

Une agitation de surface, les vagues que les marées soulèvent de leur puissant mouvement. [84]

Cette révélation crée donc une rupture à la fois dans la vie du malade qui la reçoit, mais aussi dans celle du médecin qui doit procéder à cette déclaration. C'est aussi un événement pour lui qui rend réelle la possibilité de la mort de l'autre. Elle procède d'une relation unique, individuelle et qui engage à un soin, quoi qu'il arrive et jusqu'à la fin. Ainsi,

ce passage vers l'événement inassimilable qu'est la « mort d'autrui » introduit une cassure dans la monotonie des instants esseulés et réhabilite de ce fait un temps à venir : la mort « n'est présente qu'en autrui ; et seulement en lui, elle me rappelle d'urgence à ma dernière essence, à ma responsabilité».[85]

Les mots de Levinas font écho à la réalité médicale et à la violence que cette rupture peut opérer, à peine atténuée par la pratique et l'expérience. Sa thèse est de penser le temps comme une relation, toujours renouvelée. La pratique et l'expérience allègent la charge mentale mais ne lissent pas la relation, elles aident à définir entre soi et l'autre la juste proximité qui permet la relation et qui fait « *tout le bien d'une société originelle* » [86]. Ils conduisent à réfléchir sur la manière de prendre le temps de l'annonce, d'évoquer l'avenir. Cet avenir est incertain, et les propositions concrètes seront comme des jalons de sécurité ponctuant le temps futur incertain pour le malade.

---

[84] BRAUDEL, Fernand, *Leçon inaugurale au Collège de France,* 1950

[85] LEVINAS, Emmanuel, *Totalité et infini. Essai sur l'extériorité*, Paris, Le livre de poche (coll. « Biblio essais »), [1961] 2003, p. 195

[86] LEVINAS, Emmanuel, *Le temps et l'autre*, coll. Quadrige, Ed. PUF, 2014

Et pourtant, cette suspension du temps peut être utilisée pour créer justement cet intervalle libre, autorisant l'autre à reprendre souffle. C'est parfois, montrer les images radiologiques, expliciter les résultats biologiques, faire un schéma, reformuler. Cet effort de pédagogie est important pour rythmer le temps de l'annonce et permet d'identifier les possibilités d'intégration des informations par son interlocuteur.

Vécu de l'événement par le malade, par le médecin

La réception de l'annonce est un moment délicat dans la maladie grave. Les mécanismes de défense du médecin [87] font qu'il utilise parfois des mots techniques, inconsciemment incompréhensibles, sans s'assurer au préalable de leur intelligibilité pour son interlocuteur, sans ce qu'on appelle l'accordage, au moins sur le vocabulaire. Certains font le choix d'une approche progressive : il y a une image anormale, une masse, une boule. Puis l'information se précise. Cette image devient tumeur, avant peut-être d'être un cancer, mais pour cela il faudra pratiquer un prélèvement. Il est souvent utile de procéder à une lente initiation au vocabulaire : « on ne peut parler de cancer avant les résultats du prélèvement (biopsie) mais les images donnent à penser, etc. » plutôt que d'être affirmatif et péremptoire.

Le malade qui découvre sa maladie se cramponne aux mots. Il y a « quelques cellules », ce n'est donc pas si grave. La réception du discours du médecin va dans le sens du souhait du patient. Elle s'attache d'abord à la forme : « « il ne m'a pas regardé, il a parlé brutalement » ou bien « il a été gentil et patient ». La compréhension peut s'arrêter à ce

---

[87] RUSZNIEWSKI, Martine, *Face à la maladie grave. Patients, familles, soignants*. Coll. Santé Social, Ed. Dunod, Paris, 2014

stade. Le mot « cancer » peut n'être tout simplement pas audible. Il est d'ailleurs intéressant de voir comment les mots de la maladie grave, comme ceux des symptômes peuvent être entendus phonétiquement et déformés. Le mot « tumeur » entendu comme « tu meurs » et celui de morphine comme « mort-fine ». Pour le malade, ce moment a un caractère tragique, comme ce moment nodal de la tragédie où l'intrigue bascule. La maladie fait irruption dans sa sphère intime. Il devient sa maladie. Elle n'est plus constatée, observée chez l'autre, elle fait désormais partie intégrante de son être, inéluctablement. Pas d'échappatoire.

Son ressenti après l'information est conditionné par la qualité émotionnelle au moment de celle-ci et par la qualité de la relation qui s'est établie avec le médecin. Elle peut être tissée après plusieurs rencontres, patiemment, opérer immédiatement de par l'échange possible ou ne jamais avoir lieu. Le malade reviendra longtemps sur l'événement qualifié de traumatique de l'annonce. Il va prendre les mots, les métaboliser, se les approprier, les transformer, avant de pouvoir les intégrer. Il en construit sa propre histoire. Son récit est unique, il y intègre tous les événements de son parcours.

Dans le récit qu'il fait de la maladie, le malade s'autocensure parfois. Comme tout être humain dans la relation verbale, il tente de plaire à son interlocuteur. Si l'alliance est indispensable à la relation thérapeutique, elle fonctionne à double entrée. Le malade aussi tente de faire alliance en voulant rejoindre son thérapeute par le biais du langage, en tentant de parler sa langue. Cependant, la censure a une fonction contenante, elle maintient la limite du supportable. Ce qui est inaudible n'est pas entendu. Ne pas dire la douleur permet-elle de la maintenir à distance ?

Ne pas dire (ne pas pouvoir nommer la maladie) l'empêche d'exister dans l'espace conscient. [88]

Les individus se confrontent sans parfois se rencontrer. Les regards se croisent et ont parfois du mal à se rejoindre. Le malade découvre sa maladie et le plus souvent avec elle, l'univers dans lequel évolue le médecin, qui lui a oublié cette étrangeté la plupart du temps. S'il en a le souvenir, il est théorique, c'est un souvenir intellectuel qu'il n'éprouve plus dans son corps. Dans le meilleur des cas, il reconnaît le questionnement et l'inquiétude du malade face à un univers parfois hostile. Par ailleurs, lorsqu'il identifie la maladie, il reconnaît également l'évolution possible et les symptômes auxquels s'attendre, même s'il ne peut prédire à titre individuel ce qui va arriver. Le malade n'en a le plus souvent aucune idée. Cette information délivrée au malade le transforme durablement, l'intègre dans un univers différent. La manière dont elle lui parvient est reçue en fonction de la charge émotionnelle qui y est attachée. Au-delà des mots prononcés, il faut considérer le contexte, y compris sensoriel. Georges Simondon rappelle l'importance de situer le sujet dans la situation concrète :

L'intensité d'information suppose un sujet orienté par un dynamisme vital: l'information est alors ce qui permet au sujet de se situer dans le monde. Tout signal reçu possède en ce sens un coefficient d'intensité possible...[...] C'est au niveau des différents gradients, lumineux, coloré, sombre, olfactif, thermique, que l'information prend un sens intensif, prédominant. [89]

---

[88] BUTLER, Judith, *Le pouvoir des mots*, Politique du performatif. Paris, Éditions Amsterdam. 14 novembre 2017 Traduction : Charlotte Nordmann, avec la collaboration de Jérôme Vidal.

[89] SIMONDON G., *L'individuation à la lumière des notions de forme et d'information,* Grenoble, Millon 2005, p.242.

La maladie grave comme le cancer (qui reste notre modèle d'étude) atteint le malade et a aussi un retentissement fort sur son entourage. Tout le groupe familial se trouve bouleversé par cette apparition. Le fait qu'il y ait eu des signes avant-coureurs n'a aucune influence. Le malaise, la fatigue, la perte d'appétit font parfois l'objet d'inquiétude mais le plus souvent, on s'en remet au corps médical qui va identifier le problème et proposer une solution. La découverte de l'incurabilité de la maladie a chez certains un véritable caractère performatif du type catastrophique. Un malade me disait ce matin d'un ton de reproche, que « tout le monde a un cancer, la différence c'est que les autres ne le savent pas ». Il m'expliquait à sa façon ce caractère performatif de l'annonce qui avait fait advenir une maladie qu'il ignorait jusque là. Il y avait une douleur intense, il y a maintenant une métastase à cet endroit du corps. Même si elle est grave, le fait de pouvoir nommer la maladie soulage souvent. Elle nomme l'anomalie, le malaise, la différence. Elle fait l'humain reconnu dans sa souffrance. Il y a bien quelque chose plutôt que rien qui pourrait mener à la folie.

Cette différence de vision aggrave la différence de regard face à la maladie. Le malade est devenu sa maladie. Il se nomme, non pas comme atteint de cette maladie mais comme la maladie intégrée à sa personne. Il n'est pas atteint de cancer ou de diabète, il est cancéreux ou diabétique. Comme si cette autre partie de sa personne, de son individualité avait disparu. Cette maladie, une fois nommée, sépare des autres. Elle oblige à vivre un temps différent, un avenir limité. Quoi qu'il en soit, la guérison en tant que *restitutio ad integrum* n'existe pas. Et l'annonce de la maladie chronique, voire mortelle, c'est pour lui la « chronique d'une mort annoncée ». Il entre dans un univers différent dont il n'a pas les codes. La temporalité est différente. Soignants, nous évoluons dans un univers familier, avec une organisation définie, des horaires, un rythme. La maladie désorganise, crée le chaos. Le symptôme n'a pas d'horaire, il n'attend pas le moment propice. Combien d'entre nous se sont insurgés contre ce malade qui décompense au moment où nous sommes prêts à partir, le manteau déjà sur le dos, avec parfois un train à prendre ou un enfant à récupérer. Le choix de ce métier impose cette contrainte, il n'y a pas toujours de relève, il faut être présent pour tous.

Temporalité de l'événement : dialogue entre Augustin et Ricœur

Dans le récit, il existe un rythme, une chronologie, c'est ce qui le différencie des autres genres littéraires. Dans ce déroulement, l'événement opère une rupture qui fige le temps alors que l'expérience humaine se déroule dans un temps continu qui n'est pas contrôlable. L'action de narration permet d'avoir un regard sur ce temps. Ricœur évoque alors une corrélation entre l'activité humaine et l'activité de narration. Si elles ne sont pas superposables, le lien qui existe entre elles a un sens.

Pour Augustin :

Le temps devient temps humain dans la mesure où il est articulé sur un mode narratif et que le récit atteint sa signification plénière quand il devient une condition de l'existence temporelle. [90]

Ce temps pour Augustin est une difficulté dans sa définition. Si c'est celui du passé, c'est la mémoire, la vision pour le présent et l'attente pour le futur. Il le formule en ces termes :

---

[90] SAINT-AUGUSTIN, *Les Confessions*, Livre XI, chap. XIV, Garnier-Flammarion, 1964, p. 264

Qu'est-ce que le temps ? Si personne ne me le demande, je le sais ; mais si on me le demande et que je veuille l'expliquer, je ne le sais plus [91]

Il le présente comme une construction subjective de l'esprit, écartelé entre deux tensions contradictoires, le passé et le futur :

elle est mémoire par rapport à ce que j'ai dit; elle est attente par rapport à ce que je vais dire

Le temps est donc à la fois temps humain, comme le flux héraclitéen et temps de la narration qui produit un récit construit, mettant en valeur les faits marquants, et en relief l'objet de la narration, à savoir l'action. Par ailleurs, le récit produit un changement chez l'auditeur, c'est une de ses caractéristiques. L'issue de l'action, le résultat engendré par le récit induit une modification du regard porté sur l'auteur, sur l'action,

un changement de fortune vers le bonheur ou l'infortune [92]

L'étude de la phénoménologie du temps dans l'œuvre de Ricœur joue le rôle de tiers entre les écrits d'Aristote et ceux d'Augustin. Elle permet de faire le lien entre l'historiographie, la critique littéraire et la philosophie phénoménologique. Il évoque d'ailleurs une

longue et difficile conversation triangulaire.

Il témoigne en outre d'une

poétique de la narrativité qui répond et correspond à l'aporétique de la temporalité.

---

[91] op. cit.
[92] RICŒUR, Paul, *Temps et récit,* T 1. *L'intrigue et le récit historique,* coll. Point Essais, Ed. du Seuil, Paris, 1983, p.11O

Les réponses viendront d'une part des « sciences du récit historique » [93] et d'autre part de la phénoménologie du temps. Le récit ne peut s'inscrire définitivement dans une chronologie temporelle habituelle, dans sa propre histoire et obéit à sa temporalité propre. Mais alors quelle est la place de l'événement dans cette historiographie ? Il est à noter dès à présent qu'il a un statut ontologique pour Ricœur et qu'il est donc doté d'un statut épistémologique. En effet, en tant que tel, l'événement est doté d'une

singularité non répétable [94] .

Il est donc à la fois le sujet et l'objet de la cristallisation du temps. L'événement fige le temps parce qu'il est cet élément unique, non répétable et générateur de la crise. Même s'il peut y avoir une tentative de reprendre les mots, les faits, les émotions générées, l'événement reste unique et ontologiquement responsable du traumatisme. Ricœur évoque une « éclipse de l'événement », comme métaphore de son caractère exceptionnel et effrayant. Il tient la narration comme un outil de médiation dans l'histoire qui permet de faire le lien entre passé et futur, entre l'expérience et l'attente dont parle Augustin. [95]

Les mots de Ricœur font incontestablement écho au traumatisme représenté par l'annonce de la maladie grave. Il n'est qu'à évoquer telle ou telle situation clinique où le malade n'a véritablement entendu que les premiers mots de la consultation médicale, sans pouvoir percevoir la suite. C'est ce moment, que l'on peut déjà évoquer comme

---

[93] RICŒUR, Paul, *Temps et récit,* T 1. *L'intrigue et le récit historique,* coll. Point Essais, Ed. du Seuil , Paris, 1983, p. 156-161

[94] RICŒUR, Paul, *Temps et récit,* T 1. *L'intrigue et le récit historique,* coll. Point Essais, Ed. du Seuil , Paris, 1983, p. 174-183

[95] RICŒUR, Paul, *Temps et Récit*, tome 3, *Le temps raconté*, coll. Points essais, Paris, Seuil, 1991, p. 435

performatif, qui crée le changement d'état. Le récit a dans ce cas la fonction régulatrice qui permet de resituer l'information dans une histoire globale. Son récit ultérieur viendra réparer celui du traumatisme. Il permet de sortir de l'enfermement de la recherche des causes.

Conséquences : caractère performatif de l'événement(avant/après)

La parole du médecin qui annonce la maladie grave a donc un caractère performatif. Il y a un avant et un après. L'énoncé du diagnostic la rend réelle: avant elle est seulement possible, suspecte. Après, il n'y a plus de place pour le doute. Le malade entre dans un autre univers, il ne fait plus qu'un avec sa maladie. Ce temps du diagnostic peut être long, il est en effet nécessaire d'être certain avant de révéler un diagnostic aussi lourd de conséquences. Ce temps est important, on l'a vu, il prépare le terrain de l'acceptation. Il peut aussi être le temps nécessaire pour permettre une autre approche, celle des soins palliatifs par exemple, pour qui le temps long et l'accompagnement sont intrinsèques. Le temps de l'annonce au moment de la découverte s'accompagne également le plus souvent de la description de la démarche de soins. Dans le cas de la découverte d'une maladie d'emblée sérieuse, il n'y a souvent pas de possibilité de traitement et se met alors en place une sorte de « course contre la montre » pour le contrôle des symptômes. Dans ce cas, le malade découvre à la fois sa maladie, son pronostic péjoratif, et la réalité de la mort proche. Cela crée un triple cataclysme. Il constate une accélération du processus qui le sidère.

Chaque médecin a sa propre stratégie dans ce contexte. Aujourd'hui certains étudiants bénéficient d'un enseignement sur la relation médecin-malade et la manière d'annoncer une mauvaise nouvelle. Cela n'a pas toujours été le cas. Beaucoup font « comme ils peuvent », prenant conseil sur les aînés, les collègues. Chacun développe sa propre stratégie. Pour certains, la démarche est progressive, délivrent l'information qu'il existe quelque chose d'anormal, avançant peu à peu dans la précision, s'adaptant à la réaction du malade, à son degré de compréhension. D'autres attendent d'avoir la possibilité d'expliciter un protocole de soins et gardent une parole floue, voire inutilement rassurante. D'autres encore décident d'informer l'entourage mais continuent de mentir au malade, dans une intention bonne de protection, mais créant un déséquilibre dans la relation. Dans tous les cas, les mots choisis sont aussi importants que la posture. Le fil de la communication qui doit se tisser parfois dans l'urgence, passe par le langage des mots, mais aussi par celui du corps, par le positionnement, le regard. J'ai choisi, il y a longtemps déjà, du fait d'une longue pratique de la gériatrie, un positionnement à même hauteur, permettant le regard horizontal chez un malade alité. Le choix et la disposition du siège ajoutent un temps préparatoire qui permet de s'apprivoiser mutuellement. Certains malades en conçoivent d'ailleurs un doute sur la réalité de mon statut de médecin. Ce temps de rencontre permet d'atténuer la violence de l'annonce, qui garde malgré tout son caractère performatif.

Tous ces mécanismes de défense du médecin sont identifiés [96], et il est parfois possible de les travailler. Les mots utilisés, pour le cancer par exemple, font souvent appel à l'image (boule, masse) ou au résultat de l'examen complémentaire (image anormale, tache, chiffrage des

---

[96] RUSZNIEWSKI, Martine, *Face à la maladie grave. Patients, familles, soignants.* Coll. Santé Social, Ed. Dunod, Paris, 2014

paramètres sanguins). Il y a donc un avant et un après le diagnostic. Avant, la maladie est dans les limbes. Elle n'est pas nommée. Elle se cache, quelque part dans le corps, se manifeste par le désordre allant parfois jusqu'au chaos. Le corps dysfonctionne, saigne, est douloureux, étouffe. L'esprit ne comprend pas les signaux, cherche du sens (« c'est l'âge », « mon alimentation est mauvaise », « je devrais arrêter de fumer »). La connaissance de la physiologie n'est pas toujours aidante dans ce contexte. J'ai rencontré de nombreux médecins expérimentés qui ont ignoré les signaux d'alarme, leur donnant une signification bénigne.

Le corps a montré qu'il est capable de connaître et de rendre perceptible la maladie par la conscience. Cette perception des stimuli fait partie de l'apprentissage de ce que c'est que d'avoir un corps. Dans les maladies chroniques, cette découverte fait partie des outils d'aide à la guérison. Dans la maladie grave, la perception soudaine du dysfonctionnement est souvent une surprise qui fait que l'individu se découvre humain, unique. Il découvre aussi qu'il est capable de se soigner par l'identification des signaux de son corps. Maurice Merleau-Ponty évoque ce point sous le terme de *connaissant*. [97]

L'annonce, pour avoir sa validité et son caractère performatif, doit être effectuée par le professionnel reconnu compétent pour le faire. Ce n'est pas parce qu'un autre professionnel a la connaissance du diagnostic qu'il sera pour autant habilité à le délivrer, comme dans les actes

---

[97] MERLEAU-PONTY, *Phénoménologie de la perception,* Paris, Gallimard, 1945

performatifs décrits par Austin [98]. C'est le tiers désigné pour cette communication qui fait advenir la maladie. Il faudra à ce tiers, porteur de la mauvaise nouvelle, toute sa compétence relationnelle pour maintenir la confiance et l'alliance thérapeutique. Il est cependant nécessaire de n'être pas qu'un professionnel compétent. La technique, qui s'apprend, n'est pas toujours suffisante pour faire advenir cette vérité tant elle est difficile à entendre. Jankélévitch évoque dans *Le traité des vertus*, le fait que dire la vérité avec amour est différent d'être professionnel[99] et n'atténue pas la violence du contenu. La technique la plus parfaite, la compétence la plus élevée ne dispense pas de l'humanité qui seule permet la bienveillance et l'alliance qui permettront le soin.

La survenue de cet événement fait entrer l'individu dans un univers étranger. Il doit s'approprier les codes, la langue, le fonctionnement. Certains malades apprennent vite. Ils s'informent, font des recherches demandent des avis. Ils utilisent leur énergie défensive dans cet apprentissage. Ils deviennent experts de leur maladie. Dans le cas particulier des maladies neurodégénératives comme la maladie d'Alzheimer, les aidants (le plus souvent les maris) jouent ce rôle. Ils déploient leur imagination, leur sens de l'organisation autour de l'accompagnement de leur épouse, devenant pour certains des militants. C'est leur manière d'exister, de compenser la perte cognitive de leur « moitié ». Il est à noter que ce n'est pas toujours le cas à l'inverse, où les épouses adoptent un rôle maternant. Si elles s'impliquent dans la vie associative, c'est pour se

---

[98] AUSTIN, John, *Quand dire c'est faire*, Paris, Ed. du Seuil, coll. Points essais 1070, Traduction et introduction de Gilles Lane.

[99] JANKELEVITCH, Vladimir, *Les vertus et l'amour, Traité des vertus II,* tome 2, Flammarion, Champs essais, 2011

protéger. J'en ai rencontré peu qui avaient ce côté organisateur, presque « chef d'entreprise », comme si elles assimilaient leur mari défaillant à un enfant et qu'elles s'en occupaient comme tel.

Le statut du malade se transforme donc à la suite de l'annonce et à l'hôpital, on désigne souvent les malades par leur pathologie. On parle du cancer du poumon plutôt que M. X. atteint de cancer du poumon. Cette habitude varie en fonction de la pratique et de l'empathie du médecin, de la culture du service. Mais il n'empêche que souvent le malade devient sa pathologie. Il EST diabétique (cardiaque, parkinsonien, cancéreux) plutôt que d'être un malade souffrant de cette maladie. Ce n'est pas seulement du fait d'un raccourci commode comme voudraient le laisser entendre certains. Cette habitude met l'humain à distance, dans une tentative de mettre la souffrance elle-même à distance. Non seulement celle du malade, mais aussi celle du soignant, du médecin qui y est confronté quotidiennement. S'occuper uniquement de la maladie évite la difficulté de se questionner sur le vécu de cet autre qui se découvre malade. Comment vit-il les choses, qui est-il, celui qui se trouve soudain propulsé dans cet univers étrange, hostile. Oui, le milieu du soin est menaçant, le malade doit répondre à des normes, apprendre le vocabulaire, les pratiques, les habitudes. Il est nécessaire de faire un gros travail avec les équipes de soins pour réapprendre la bienveillance, la bientraitance, la compassion, l'empathie, sans se détruire, en restant disponible. Cette fameuse juste proximité qui permet d'être dans une relation aidante sans se détruire. D'autres font alliance avec les soignants, apportant des chocolats, des fleurs, espérant s'en faire des alliés à défaut d'être des amis, contre la maladie.

Et qu'en est-il du médecin face à l'annonce ? C'est un moment difficile pour tous. L'expérience et la pratique en font un exercice contrôlé, mais toujours périlleux. La parole doit être mesurée, les mots choisis avec soin, tout en gardant sa spontanéité et en s'adaptant à l'individu. Les mots prononcés, la posture, le fameux « non-verbal » resteront gravés dans la mémoire de ceux qui les ont reçus. Le récit de l'histoire naturelle de la maladie peut être un soutien devant cette difficulté. Raconter comment la maladie est apparue, comment on l'a découverte, sur quels arguments, permet d'amorcer la nécessité d'y faire face, de la nommer. Du côté du médecin, il est nécessaire d'être attentif aux signaux de la réception du discours médical : crispation des lèvres, regard vide (interrogation sur le degré de compréhension de ce qui vient d'être dit). Ce moment est crucial, il décide de toute la suite du parcours commun. Cette rencontre se fait (ou pas) à partir de l'échange des regards. L'attention du médecin est tendue vers cette perception, et objectivée par l'étude de l'étymologie : l'attention vient en effet du latin *attentio* qui signifie « tension de l'esprit vers quelque chose ». Mais elle est remplacée par la nécessité de l'alliance, de la rencontre vraie, de la vérité à regarder en face, ensemble. Il va être nécessaire de trouver un chemin de rencontre entre les deux récits. La satisfaction intellectuelle d'avoir réussi un « beau diagnostic » s'efface vite devant l'angoisse générée. Il m'est arrivé bien des fois, après la fierté de voir mon intuition confirmée, de regretter d'avoir eu raison.

IV
La langue du récit, se comprendre : parole(s) de malades / parole(s) de médecins

Lorsqu'on aborde un patient pour la première fois, la consigne est de recueillir l'anamnèse. Dans son sens littéral, ce terme signifie « remémoration des souvenirs, soit comme acte, soit comme récit ».[100] Dans l'approche clinique, cette injonction est parfois perçue comme intrusive, c'est pourquoi il est important de l'entourer de précautions que je qualifierais de « relationnelle », de mise en confiance, d'encouragement à se raconter.

Ce travail du médecin, dans son recueil des faits, semble s'apparenter à celui de l'historien. L'histoire de la maladie est-elle en fait vraiment une histoire, ou bien est-ce le récit raconté par le malade, une fiction qu'il revisite au fil du temps et des interlocuteurs ? L'histoire de cette maladie n'est pas une science exacte mais plutôt un déroulement d'événements qui offre plusieurs lectures. Celle du malade qui la vit dans son corps, en fait un scénario, voire une fiction qu'il enrichit d'anecdotes, de digressions, cherchant la formule choc censée capter l'attention de l'auditeur. Certains ont d'ailleurs un certain talent pour revisiter leur vécu. Celle du médecin est différente, elle s'attache aux faits objectifs, au déroulement chronologique, à l'articulation logique. Il construit son propre récit, avec d'autres critères. Il en fait un texte scientifique, écrit dans un langage technique. Il en garde une trace écrite, susceptible d'être partagée.

---

[100] LALANDE, André, *Vocabulaire technique et critique de la philosophie*, Quadrige Dicos poches, PUF, Paris 2013

La langue vernaculaire : les mots, la syntaxe

Paroles de malades

Le malade utilise donc son propre vocabulaire pour évoquer sa maladie. Son expression est parfois imagée, sous une forme maladroite et involontairement drôle : « fracture du myocarde », « colique frénétique », « acné du sommeil » (ma favorite). Il utilise ses mots pour dire son corps, sa douleur. Ses mots qui font partie de sa culture, de son histoire, de son individualité. Si son vocabulaire est parfois limité, les images choisies sont à l'aune de cet outil descriptif. Il est souvent nouveau pour lui d'avoir à se raconter, il n'est pas familier de cet exercice. Certains trouvent qu'il n'est pas nécessaire de s'expliquer, pensent que le médecin disposant du savoir va « trouver » sans qu'il ait à « donner » quoi que ce soit. Il faut dire que l'interrogatoire médical peut être intrusif, voire vécu comme policier. Débusquer les symptômes, faire décrire le ressenti, proposer des images : ça brûle, ça pique, ça pince, ça tire…, comme un « coup de jus » ? comme un marteau ? « Je ne sais pas je n'ai jamais reçu de coup de marteau » répond-il avec humeur (et sans humour).

C'est donc une histoire de langue, mais aussi de vocabulaire. Avec ce patient turc, réputé « ne pas parler du tout français » et dans ce cas nous évoquons la « barrière de la langue », j'ai reçu une leçon. L'entourage n'était pas présent ce jour-là et il fallait cependant absolument tenter d'entrer en communication. Ma surprise a été de le voir s'exprimer, non avec des mots, mais avec des gestes, très adaptés. Il a été capable de décrire, ouvrant et fermant la main, désignant la région douloureuse, mimant la sensation. Il comprenait le sens des questions et s'appliquait à se décrire, à chiffrer la douleur avec ses doigts. Le comble de l'étonnement est venu lorsqu'il s'est montré « totalement muet » en présence de ses enfants. L'hypothèse que nous en avons fait a été qu'il ne devait pas être faible et douloureux devant ses enfants (surtout pas sa fille) mais que c'était possible avec des professionnels un peu attentifs. C'est d'ailleurs souvent le cas quand l'attention est au rendez-vous, où la parole se libère (nous y reviendrons). Par ailleurs, cette fameuse barrière n'est pas toujours celle du pays, mais plutôt celle de l'accès au vocabulaire, au lexique. Les patients dont nous partageons la langue maternelle et qui n'ont que peu de ressources linguistiques ont de la peine à se décrire. Ils ont peu de mots, d'images, de comparaisons, même après plusieurs propositions et toute la bienveillance possible (« ben, ça fait mal quoi »).

Le récit spontané du malade n'est pas seulement celui de sa maladie. C'est celui de sa vie d'humain devenant malade, parfois même devenant la maladie, voire même devenant le toxique responsable de la maladie. Je me souviens à cette occasion de cette patiente, en insuffisance respiratoire terminale, rencontrée à la demande de l'équipe médicale pour lui faire préciser ses directives anticipées quant à une éventuelle réanimation. La maladie était due à l'amiante. Son mari ainsi que ses fils étaient ou avaient tous été atteints plus ou moins d'une pathologie respiratoire attribuable à ce toxique. Celui-ci était devenu la maladie. « Nous avons tous l'amiante, tout le monde est mort de l'amiante » disait-elle.

Au-delà des facteurs de risque recherchés par le médecin, c'est le parcours de vie qui se déroule. C'est le cas de ce maître d'hôtel, n'ayant jamais consommé d'alcool plus que de raison, qui développe un cancer du voile du palais, le privant de toute alimentation naturelle, lui imposant un tube, une nutrition artificielle à l'odeur désagréable. Comment peut-il lire son histoire, et au-delà, sa maladie nous dit-elle quelque chose de son histoire de vie ? Nous sommes conduits à imaginer cette histoire à partir de sa maladie : le sommelier et son cancer du palais, le mineur et sa silicose, le maçon et son mésothéliome. [101]

Par ailleurs, les mots du récit ne disent pas toujours littéralement la pensée du patient. Ce langage est à examiner dans sa globalité : les mots choisis, le débit, les hésitations, les interruptions.

Le discours n'est guère plus que le miroitement d'une vérité en train de naître à ses propres yeux [102]

dit Michel Foucault. Et il s'appuie sur les propos de Lacan pour dire comment les mots, le langage, témoignent du chemin de pensée. Le savoir précéderait la pensée et le discours, le récit seraient les témoins de ce savoir, plus que la pensée elle-même.

Donner la parole au patient, c'est le rendre acteur de sa maladie, c'est une affaire d'alliance. Il tente alors d'amadouer le médecin grâce à l'échange verbal. Il agit parfois de façon maladroite, mais souvent touchante en s'appropriant plus ou moins bien le vocabulaire, il tente de « parler notre langue ». Les mots sont appris, parfois « plaqués » sans être véritablement compris. Au fur et à mesure de son parcours de soins, il s'empare des termes, des sigles, du jargon, souvent en les transformant. Il peut ainsi être surprenant de voir comment le parcours de soin est compris à travers cette démarche. Celle-ci peut ainsi devenir le moyen d'apprécier le degré de compréhension de la maladie. Mais si les mots du malade peuvent être maladroits, dès qu'il accepte d'utiliser les siens et de les redéfinir, nous pouvons réussir à nous comprendre. Pour prendre un exemple trivial, le mot « colique » désigne en

---

[101] *Mésothéliome* : forme de cancer des voies respiratoires et surtout de la plèvre, caractéristique de l'exposition à l'amiante.

[102] FOUCAULT, Michel, *L'ordre du discours, Leçon inaugurale au Collège de France,* Paris, Gallimard, 1971

sémiologie médicale le type de douleur provoquée par la contraction d'un organe creux. L'intestin, bien sûr et la colique ne désigne pas la diarrhée provoquée par la contraction de l'intestin, mais la douleur due à cette contraction. De même, on parle également de colique dans le cas douleur due à l'obstruction de l'uretère (menant du rein à la vessie) ou du cholédoque (menant de la vésicule biliaire à l'intestin) par une lithiase (un « calcul »). Le temps passé à rejoindre intellectuellement le malade là où il en est dans la compréhension de sa maladie est du temps de soin qui permet de faire alliance. Il s'agit d'explorer avec lui son récit, l'histoire qu'il raconte, comment et à quel point cette histoire le change et comment nous y prenons place.

L'accès à la langue par le vocabulaire, permet donc de donner une forme à la souffrance, à l'intolérable. C'est ce qui permet de la contenir, d'empêcher la dissociation. Face à la maladie grave, à la mort annoncée voire au deuil, la capacité de dire, de « verbaliser » comme disent les soignants aujourd'hui, rend le vécu tolérable pour les proches. Roland Barthes dans *Journal de deuil* [103] s'exprime ainsi :

> *Ma culture, mon goût de l'écriture me donne ce pouvoir apotropaïque* [104] *ou d'intégration : j'intègre par le langage. Mon chagrin est inexprimable mais tout de même dicible. Le fait même que la langue me fournit le mot « intolérable » accomplit immédiatement une certaine tolérance.*

Il faut garder présent à l'esprit que cet individu est en situation de fragilité, qu'il est en demande d'aide. Il se sent vulnérable et vient chercher de l'aide, des réponses à des

---

[103] BARTHES, Roland, *Journal de deuil*, Paris, Seuil, 2009

[104] L'adjectif apotropaïque (du grec apotropein, « détourner ») est appliqué à ce qui **conjure le mauvais sort,** vise à détourner les **influences** maléfiques. Une amulette, par exemple, en ce qu'elle est censée prémunir contre le malheur la personne qui la porte, est un objet auquel on prête des vertus apotropaïques.

questions qu'il a parfois de la peine à formuler. Il n'a pas le désir de raconter une histoire bien construite, élaborée. Son souhait est de pouvoir être entendu dans sa plainte et d'obtenir une réponse. Ses mots et la construction de son récit sont choisis sans intention dans son répertoire propre, celui qui fait sa culture. La construction de ses phrases appartient à sa manière de parler habituelle. Cette langue propre renseigne sur sa façon de penser. En dehors de tout effet de style, de désir de plaire, il est dans une démarche de transmission d'un message, un désir de se faire entendre. Ce qu'il décrit n'est pas le récit de sa vie habituelle, mais celui de l'irruption du symptôme, sournois (depuis quand est-ce que j'ai commencé à m'inquiéter de cette toux sèche persistante ?) ou brutal (la douleur vive, l'hémorragie). Il n'est pas question ici de ce que W. Labov [105] nomme le procédé évaluatif, utilisé par les narrateurs pour souligner le caractère exceptionnel, inhabituel de leur récit. Ici, pas de recherche d'effet, parfois une tentative de s'accorder avec le médecin en employant un mot technique, ou en recherchant la précision (le nom du confrère consulté par exemple). Il utilise le récit pour dire son malaise, son inquiétude. Il priorise de lui-même, revenant longuement, si on lui en laisse l'opportunité, sur le début des troubles, les circonstances, les émotions associées. Il peut agacer le médecin impatient qui voudrait bien « qu'il en vienne au fait », mais ce temps est fondateur. Certains malades reviennent « en boucle » sur leur parcours, les tensions perceptibles entre confrères, la sensation d'être rejeté d'un établissement à l'autre, voire rejeté tout court, avant de pouvoir évoquer leur corps. Or, il ne sera pas possible de le soigner, ce corps, sans l'écoute empathique de cette plainte-là. Il n'est pas une mécanique déréglée qu'il conviendrait de réparer au mieux. Parfois, comme pour cette vieille dame, le yaourt absorbé il y a quelques jours est responsable

[105] LABOV, William. *Le parler ordinaire,* tome I, Paris, Minuit, 1978

de la situation actuelle. Il faudra la suivre sur son chemin de pensée pour pouvoir l'aider.

Le malade utilise donc les mots pour se soigner, dans la cure analytique, bien sûr, mais cela reste un cas particulier. Ses mots décrivent son parcours, la compréhension de sa pathologie, mais les mots des autres, les récits des autres l'aident à la tenir à distance. Certains se bercent de poésie, d'autres de récits, de voyage ou d'expériences vécues. Les plus chanceux ont cette capacité intellectuelle de se protéger par des phrases, se forgent un bouclier avec les histoires passées. Philippe Lançon [106] décrit comment ceux de Proust l'ont soutenu dans son combat contre la douleur, dans son cheminement vers la guérison. La maladie de la grand-mère, la description (minutieuse, de Proust) de ses derniers moments, inlassablement relus lui ont permis de mettre un écran entre la réalité et son vécu intime.

Comment un malade raconte-t-il l'apparition de ces cellules anormales, la transformation de son corps, sa déformation, la modification de son schéma corporel ? Lorsque la tumeur est visible, elle se raconte comme l'apparition d'une modification de ce qu'il voit de son corps. Il y a aussi la survenue de signes inquiétants, une modification progressive de l'appétit, de la mobilité, la toux qui persiste. Il raconte l'influence sur le quotidien, la réduction des activités, les vêtements devenus trop grands. Il est plus compliqué de décrire, de raconter lorsque la lésion n'est pas visible. Lors d'un dépistage systématique par exemple, le diagnostic « tombe » brutalement. Le récit est alors celui du traumatisme, celui de l'annonce, de la découverte.

---

[106] LANÇON, Philippe, *Le lambeau*, Paris, Gallimard, 2018

Paroles de médecins

Le discours médical n'est pas spontané. Il a été appris, au cours de longues études, calqué sur celui des maîtres. Chacun se l'est approprié au fur et à mesure, jusqu'à ce qu'il devienne naturel et fluide. On reconnaît parfois les débutants (ou les hésitants) à leur discours «plaqué», où on a parfois l'impression qu'ils ne comprennent pas eux-mêmes ce qu'ils disent. Ce langage est fait d'un mélange de vocabulaire technique et de termes anatomiques, sans souci d'être compris. Les mots pour désigner les organes se heurtent à ceux des malades qui n'ont pas cette connaissance. Par exemple, le « mal au reins » désigne une douleur du rachis (de la colonne vertébrale) et non du rein en tant qu'organe. La parole médicale entendue à l'état brut, dans un échange entre confrères, peut être incompréhensible pour le malade. C'est parfois voulu, comme le faisaient les médecins au temps de Molière, qui parlaient latin pour ne pas être compris des patients. Le vocabulaire par acronymes vient aggraver la situation. Entre confrères de spécialités différentes le même enchainement de lettres peut avoir un sens totalement différent. L'IVG (insuffisance ventriculaire gauche) du cardiologue n'a rien à voir avec l'IVG (interruption volontaire de grossesse) du gynécologue par exemple.

La langue de la médecine

Le langage médical semble parfois une langue à part entière. Le jeune soignant, et je me rappelle mes premiers pas, a le sentiment d'être un étranger. Il y a le vocabulaire, celui de l'anatomie, les termes techniques pour désigner les objets. Il y a aussi les sigles, les abréviations, celles communes à tous et celles de la spécialité. Il y a aussi des raccourcis qui changent d'une région à l'autre, d'un établissement à l'autre. J'ai changé plusieurs fois de région et d'hôpitaux au fil de mon parcours et j'ai dû m'habituer à ces changements. « Comment nommez-vous ceci ? », quitte à employer le terme générique pour me faire comprendre, avant d'intégrer le code. Par exemple, la seringue qui administre le médicament de façon continue est ici un PSE (comme Pousse-Seringue-Electrique) et là une SAP (Seringue-Auto-Pulsée). La plupart du temps, il est nécessaire de se faire préciser ce code et parfois la différence de vocabulaire rend le nouveau docteur suspect d'ignorance. Le jargon règne, remplaçant le latin. Partagé au sein d'une spécialité, il n'est pas « exportable » dans une autre.

Le malade qui découvre cet univers est souvent perdu. Mais il apprend. Parfois très vite. Il reconnaît les mots-clés, sait que la NFS [107] sert à compter les globules et que son résultat va conditionner l'administration de la chimiothérapie. Il s'approprie le jargon, demande le résultat de sa « numme », se demande s'il aura une « tranfu », s'il devra être « lasilixé ». En effet, parfois, l'administration des médicaments devient une action. On n'injecte pas du Lasilix®[108], on « lasilixe » le malade.

Outre son côté technique, le discours du médecin, se voulant simplificateur, peut être infantilisant. Le souhait d'accordage et le désir de se faire comprendre, sans entrer dans des détails de physiopathologie inutiles et envahissants, est un exercice d'équilibre. Il peut être tentant d'entrer dans une démarche étrange où la plus caricaturale est la réduction de taille. La maladie devient « petite ». Il a un « petit diabète », une « petite tumeur ». On va faire un « petit » scanner. Comme si ce qualificatif pouvait à lui seul réduire la gravité potentielle de ce qu'il explore. Je n'ose

---

[107] NFS : Numération Formule Sanguine

[108] Lasilix®= furosémide (DCI). Médicament diurétique, permettant au cœur de supporter l'apport liquidien de la transfusion.

imaginer le Candide de Voltaire devant l'énorme machine d'imagerie !

Le jargon de la médecine peut-il être considéré comme une langue à part entière, comme la poésie permet l'expression de l'inavouable ? De cette façon, on entend des paroles de soignants qui pourraient sembler incongrues à des personnes extérieures. Des propos choquants parfois, qui pourraient être pris comme des jugements de valeurs. C'est particulier à des services où la rapidité, la réactivité sont la règle comme dans un service d'urgences par exemple. Pas de temps pour respirer, pour penser. La réactivité, le réflexe conditionnent le succès. Pas de temps pour s'apitoyer, prendre la mesure de l'émotion. Pas de place pour l'émotion qui est réputée entraver le geste.

Quels outils pour se rencontrer ?

Le langage est un formidable outil pour la communication entre les humains. Le langage verbal permet d'échanger ses émotions, de partager ses ressentis. Rousseau dans l'*Essai sur l'origine des langues* l'exprime ainsi :

> *Sitôt qu'un homme fut reconnu par un autre pour un être sentant, pensant et semblable à lui, le désir ou le besoin de lui communiquer ses sentiments et ses pensées lui en fit chercher les moyens. Ces moyens ne peuvent se tirer que des sens, les seuls instruments par lesquels un homme puisse agir sur un autre.*[109]

Mais si la rencontre de l'autre passe par le reconnaître comme tel, voire se reconnaître en lui, plusieurs outils sont disponibles pour faciliter la rencontre par le langage.

---

[109] ROUSSEAU, Jean-Jacques, *Essai sur l'origine des langues*, [1781], Ed. Folio essais, Paris, Gallimard, 1990, chap. I, 27.

La métaphore

La métaphore est un outil, on l'a vu, utilisé dans la relation thérapeutique. Au-delà de la figure de style, elle est une forme d'expression qui témoigne de la richesse de la langue. Pour Aristote déjà,

> *Faire des métaphores est un don naturel*[110]

Le récit du malade pose parfois problème au médecin. Qu'a-t-il réellement compris de ce qui lui arrive ? Bien sûr, les mécanismes de défense sont en jeu à chaque moment. Mais au-delà de ces manifestations identifiables, il existe une infinité de variations des perceptions qui tiennent compte de l'histoire de vie individuelle, du parcours de soins. Dans celui-ci, on l'a vu, l'annonce constitue un moment et un acte de référence [111]. Pour se rencontrer, le patient et le médecin ont donc besoin d'un référentiel commun. Chacun des deux doit faire sa part du chemin, tout en sachant que le malade n'aura pas nécessairement l'énergie ou le courage d'avancer vers quelque chose qu'il redoute. Qui a envie d'aller regarder la mort dans les yeux ? Ils sont rares ceux qui avancent crânement : « dites-moi tout, je suis prêt! ». Et l'est-on jamais, prêt, pour ce genre de parole ?

Dans le discours, pour comprendre le malade en tant que personne, il est important de repérer la forme autant que le contenu. Les mots utilisés, les comparaisons, les métaphores, le vocabulaire, les formes grammaticales, informent sur la culture, le degré de compréhension et

---

[110] ARISTOTE, *Poétique*, coll. Les classiques de poche, Ed. Le livre de poche, trad. Michel Magnien, Librairie Générale française, Paris 1990
[111] SEARLE, John R., *Les actes du langage, Essai de philosophie du langage*, coll. « Savoir Lettres », Ed. Hermann, Paris 2009 p. 126

d'élaboration de la pensée.[112] Mais l'humanité toute entière, dit Aristote, exprime de façon arbitraire dans des langues différentes la même réalité perçue de façon identique dans une pensée universelle. Le malade et son médecin devraient donc pouvoir trouver un langage commun. Et la pseudo-langue médicale en est-elle une ? Comment communiquer en langue vernaculaire avec les malades ? La langue grecque nous vient en aide à ce propos lorsqu'elle propose un même mot : λογος, pour désigner le langage et le discours.

La métaphore, en opérant un transfert de sens permet de prendre du recul devant une réalité trop difficile à regarder en face.

La métaphore est un transfert de sens opéré par analogie entre un comparé et un comparant mais les outils de comparaison qui permettent cette analogie ne sont pas exprimés. (...) On dit qu'il y a métaphore quand il n'y a aucun outil de comparaison.[113]

La métaphore met ainsi l'élément douloureux (la maladie grave) à distance. Le cancer devient ainsi une « tache », un « hôte malveillant », parfois un animal. Il n'y a aucun rapport entre un « crabe » et un cancer si ce n'est la métaphore de l'animal qui ronge, un peu traître, qui se déplace en oblique, se cache dans un trou d'eau. C'est d'ailleurs Hippocrate qui, le premier, a comparé le cancer à un crabe par analogie avec l'aspect macroscopique des tumeurs du sein lorsqu'elles s'étendent à la peau.

On utilise, en hypnothérapie, la métaphore pour éloigner la difficulté, la douleur, la phobie. L'élément perturbateur est isolé, puis déplacé, détruit ou transformé. Le thérapeute

---

[112] FOUCAULT, Michel, *L'ordre du discours, Leçon inaugurale au Collège de France,* Paris, Gallimard, 1971

[113] TISSET, Carole, *Analyse linguistique de la narration, coll. Campus. Analyse. Méthodes. Outils. Linguistique. Ed. SEDES, 2000*

utilise la métaphore pour se faire comprendre, pour rejoindre le malade sur son terrain familier. Elle introduit ainsi une brèche dans un discours trop lisse. Elle déstabilise le patient, lui permet ainsi d'accéder à la transe et de laisser son inconscient s'exprimer. Il est alors possible de regarder la souffrance en face. C'est un formidable outil pour le thérapeute.

> *La métaphore moderne se caractérise par le transfert délibéré d'un mot à un autre mot, d'un objet à un autre objet. Cette métaphore est produite par l'imagination, alors que l'ancienne métaphore est le produit de la nécessité et consiste dans la « création ou la détermination plus précise d'un nouveau concept au moyen d'un nom ancien ».*[114]

L'image dans le récit est donc un terrain propice pour se rejoindre. Le malade décrit ses symptômes (sa douleur) avec des métaphores dont nous lui proposons des exemples : « ça pique ? ça pince ? », à la manière du Dr Knock (« est-ce que ça vous chatouille ou est-ce que ça vous gratouille ? »). Certains d'entre nous sont surpris de la richesse des images proposées par le malade si on lui en laisse l'opportunité.

La fiction

Certains auteurs, ayant expérimenté la maladie, ou une expérience de vie difficile, utilisent la fiction pour partager leur ressenti. Mais il n'est pas nécessaire d'être un écrivain reconnu pour tenter de transformer en fiction son quotidien, seulement pour le rendre supportable. Dans les récits des malades, on reconnaît la description du parcours de soin, des rencontres avec nos confrères. Il est souvent perturbant de recueillir ce regard critique et dénué de bienveillance qui pointe les dysfonctionnements de notre comportement, de

---

[114] CASSIRER, Ernst, *Langage et mythe. A propos des noms des dieux.* Paris, Minuit, 1973. P. 108

nos paroles maladroites. Parmi les textes publiés, plusieurs romans témoignent de cette façon : *Le lambeau, De profundis valse lente, La traversée, Le scaphandre et le papillon...*

D'autres décrivent la maladie de l'extérieur, en faisant le prétexte d'une étude de société. Microcosme de la société au sein d'un sanatorium au début du XXème siècle dans *La montagne magique*, chronique d'une épidémie dans *La peste,* ou encore parcours d'un patient dans le système de santé soviétique dans *Le pavillon des cancéreux.* Je cite souvent ce dernier ouvrage aux étudiants (en médecine ou en soins infirmiers) pour leur montrer comment le système peut broyer l'humain à son insu.

La poésie

Et si au-delà de la métaphore et de la fiction, l'invention d'une nouvelle forme comme la poésie permettait cette rencontre ?

> *La communication poétique doit faire oublier l'existence d'un signifié pratique qui ne soit pas le plaisir technique de vérifier la perception acoustique et métrique d'un certain bibelot sonore*

nous dit Georges Mounin dans *La communication poétique.*[115] Elle n'est pas accessible spontanément à tous, mais peut devenir là encore, un outil de communication et de soin. Le malade s'échappe alors du réel et s'exprime d'une autre manière. Il n'y a qu'à lire *L'écume des jours* pour s'en convaincre et constater comment les images proposées par Boris Vian pour décrire la maladie de Chloé adoucissent la réalité.

---

[115] MOUNIN, Georges, *La communication poétique,* coll. Les essais CXLV, Ed. Gallimard, 1969

V
Comment progresser ?

La rencontre

La rencontre médecin-malade est un lieu privilégié d'échange. Deux subjectivités se confrontent, parfois s'affrontent. C'est le lieu où la notion d'empathie prend tout son sens. Un moment de rencontre qui peut réussir ou échouer et qui par là conditionne la réussite ou l'échec du projet médical. Cette rencontre se fait par le corps et par les mots. L'exercice clinique (littéralement au chevet du malade) est un lieu d'observation où les sens sont en alerte. Le langage parlé, le discours, le récit sont ponctués de gestes, de mimiques, de soupirs. L'émotion qui en émerge sous-tend la compréhension du langage. [116]

En outre, l'échange a lieu par le langage et son articulation est différente selon les cultures. Par exemple, dans certaines cultures africaines, il ne peut être question d'évoquer la mort sous peine de la faire advenir de façon prématurée. Le professionnel de soins palliatifs à qui on a enseigné de « dire les choses », d'être transparent dans la relation à la mort peut être dérouté. Le groupe familial a parfaitement compris de quoi il retourne, mais fait semblant de l'ignorer, générant des tensions et des incompréhensions, voire ce que nous nommons « acharnement relationnel ». L'échange est essentiel et le soin ne peut être efficace sans lui, aucun protocole ne peut fonctionner sans le dialogue. La relation thérapeutique n'est pas duelle mais triangulaire entre le malade, le médecin et la maladie. Je m'entends parfois demander au malade de

[116] STEIN, Edith, *Le problème de l'empathie*, Paris, Cerf- Editions du Carmel – Ad Solem, 2012

m'aider à l'aider, comme dit Hippocrate dans l'un de ses *Aphorismes* :

> *L'art se compose de trois termes : la maladie, le malade et le médecin. Le médecin est le desservant de l'art; il faut que le malade aide le médecin à combattre la maladie.* [117]

Il n'empêche que la relation réussie reste une merveille, et comme le dit Foucault,

> *Le discours de l'autre, c'est le cadeau et c'est la loi.* [118]

Par ailleurs, si on n'y prend pas garde, le temps de la rencontre peut être escamoté. Certains diagnostics sont posés dès l'arrivée: la démarche, l'anamnèse décrite dans le dossier. Certaines consultations très ciblées reçoivent des « profils » de malades similaires (douze patients ayant la même pathologie dans une matinée de consultation : le schéma de déroulement est identique et laisse peu de place au récit). Cependant, la rencontre humaine est unique et le malade a besoin d'être entendu dans sa singularité. Tout l'enjeu sera alors de décoder par son récit les particularités de sa situation, ce qui l'a amené à consulter justement à ce moment (et pas un autre) ce médecin. Pourquoi celui-là ? Sa réputation ? Sa compétence réelle ou supposée ? Sa proximité géographique? Le récit du parcours, le degré de compréhension : « qu'est-ce qui vous amène » ? « Euh, le taxi … » il faudra aller vers le malade, parler sa langue, aller là où il est pour que la rencontre ait lieu.

Être attentif, c'est savoir débusquer, derrière son discours, son langage corporel et comprendre quelle est sa perception de son corps. A-t-il accès aux mots pour le dire, ce corps, lui laisse-t-il la parole ? Comment peut-il être à

---

[117] HIPPOCRATE, *L'art de la médecine,* Traductions et présentation par Jacques Jouanna et Caroline Magdelaine, GF, Paris, 1999

[118] FOUCAULT, *Le discours de la sexualité*, Leçon 1 à Vincennes 1969, EHESS Gallimard, Seuil

son écoute ? Pour certains, la survenue de la maladie grave est la première rencontre réelle avec la maladie et l'univers du soin. Il n'a jamais été question auparavant de ce qu'ils considèrent comme « s'écouter ». J'ai en tête, en écrivant, une patiente qui ne pouvait penser la gravité de son état. Elle banalisait, mettait en avant son âge (trop jeune pour mourir), ses projets, l'inacceptable de sa mort. Si ses mots disaient le refus, tout son corps disait son angoisse (tremblements, sueurs, contractions). Toute la pratique médicale est fondée sur cette rencontre qui reste une des clés de la réussite du traitement. La technicité a bien sûr considérablement amélioré les possibilités du diagnostic et du traitement mais depuis Hippocrate, la médecine holistique a peu changé et la rencontre des subjectivités reste la clé de voûte du soin. C'est elle qui permettra au malade de penser sa maladie et d'y faire face. L'aider à mettre des mots, à la manière de Socrate, lui laisser la possibilité (et le temps) de décrire l'événement, de digérer les informations. Tout ce temps de la rencontre est du temps gagné sur le soin ultérieur et c'est le rôle de la médecine narrative de permettre à la plainte de se dire.

La médecine narrative décrite par Rita Charon propose en effet de laisser le malade s'exprimer, sans l'interrompre, sans prendre de notes. Le principe est l'ouverture, l'observation, l'écoute, à la fois des mots mais aussi de l'organisation de la description, des liens établis entre les faits. Le médecin tente d'absorber ce que le malade livre de son histoire à partir de sa description, explicite et implicite. Son langage non verbal est observé également. Il livre ainsi bien plus qu'une observation clinique : tout ce qui fait sa vie et qui est important pour comprendre comment la maladie est survenue ainsi que son retentissement. Ces derniers éléments sont très importants pour pouvoir lui proposer de l'aide. Elle précise sa pensée à propos de cette médecine par la formule :

C'est seulement à travers le récit, que la souffrance devient évidente. Sans le récit, non seulement le traitement, mais la souffrance également, peuvent être fragmentés [119]

La rencontre, pour l'écoutant, peut être perturbante. Dans le récit, on l'a vu, il y a un avant et un après, il transforme celui qui raconte. Il transforme aussi celui qui reçoit. Recevoir toutes ces histoires ne laisse pas indemne. Il y a des traces psychiques, des souvenirs qui s'incrustent, qui s'intègrent dans d'autres témoignages, qui se ressemblent. On pressent ce qui va être dit devant telle situation qui ressemble à telle autre. Chaque personne est unique et chaque rencontre l'est aussi, mais on retrouve des similitudes. Certaines nous marquent, laissent des traces, des insomnies, des cauchemars. On se rappelle Mme L. et cette autre Mme H. qui lui ressemble tellement, dans sa manière de se raconter, dans sa lutte. On anticipe les difficultés, les conflits. On s'y prépare aussi. Ces sommes de récits nous enseignent la suite des événements, comment y faire face, comment réagir. Elles nous font grandir. Pour faire face à toutes ces rencontres, on se laisse parfois aller, en groupe à se remémorer les anecdotes. En équipe, on reconstruit l'épisode, on enrichit de détails : « tu te souviens, l'attitude de sa fille, la colère de son mari, et ses beaux cheveux, etc. » Toutes ces digressions qui aident à suspendre le temps inexorable, à supporter l'inéluctable.

Progresser dans la rencontre, c'est aussi apprendre à se connaître, à identifier ses propres réactions. Le récit passe aussi par le corps, celui du médecin. Il apprend à se protéger afin de garder la juste proximité et ne pas être envahi par l'émotion. Il doit aussi savoir se reconnaître comme humain lorsque telle situation le poursuit après la journée de travail, ou qu'elle le réveille en sursaut au milieu de la nuit (nous

---

[119] CHARON Rita, *Narrative and Medicine*. New Engl J Med 2004; 350:862-3 (traduction François Goupy)

apprendrons le lendemain que le décès a eu lieu à ce moment-là). En psychiatrie, le diagnostic passe aussi par l'effet produit par le patient sur le soignant: le côté « bizarre », angoissant est un des critères du diagnostic de psychose. Le fait que ce malade déclenche une sensation de malaise, son récit n'étant décidément pas crédible est intégré dans la démarche diagnostique.

Progresser, c'est aussi identifier des coïncidences pour ce qu'elles sont: nous sommes des humains au service d'autres humains, dans ce métier du soin si particulier qui ne peut être traité comme une technicité. Notre *technè* réside dans notre capacité à rencontrer l'autre et mettre la technologie au service de cette rencontre.

La formation

Au-delà du projet de laisser la parole au malade, la médecine narrative de Rita Charon se double d'un objectif de formation qui reprend les concepts de la médecine basée sur les preuves en les enrichissant des apports du récit. Ceux-ci nourrissent l'échange et permettent une meilleure compréhension du patient et de son histoire, dans son milieu. C'est une médecine holistique qui intègre la compréhension de l'environnement dans la survenue des faits.

La formation des jeunes médecins est en effet le moyen qui semble le plus adapté pour faire évoluer ces situations. Une expérimentation a lieu à l'université Paris Descartes avec la mise en place d'un module d'enseignement de la narratologie fondé sur l'enseignement de Rita Charon. Il s'adresse à de jeunes étudiants de 4ème année de médecine qui débutent leur externat. Ils sont confrontés pour la première fois à des malades en situation réelle, seuls. Ils doivent recueillir leur histoire, leur faire décrire leurs symptômes. Leur rôle et leur apprentissage tient dans cette confrontation, l'expérimentation de la relation duelle et solitaire, sans la pression d'avoir à établir un diagnostic, ni d'annoncer une « mauvaise nouvelle ». Ils apprennent en parallèle la théorie dans les livres et leur pratique par imbibition, en observant leurs maîtres, leurs aînés. Cet enseignement est basé sur l'expérimentation de leur propre récit, celui de leur désir de faire ce métier, celui de leurs premières expériences cliniques et dans une ambiance de groupe bienveillant. Après quelques séances, ils sont capables d'un regard critique sur leur pratique et celle des autres. La parole laissée libre au malade est déstabilisante dans un premier temps même pour des débutants. Les études observationnelles ont montré, on l'a vu, que le médecin interrompt le malade dès les premières secondes. L'expérience de la médecine narrative montre que le récit du malade est toujours informatif non seulement dans son contenu mais aussi dans l'ordre choisi pour exposer les faits. Le fait d'écouter sans prendre de notes permet de concentrer l'attention, de ne retenir que l'essentiel et surtout de gagner la confiance, essentielle pour la suite des soins.

Permettre au malade de s'exprimer sur sa maladie lui permet de se l'approprier. La raconter, la mettre en récit l'aide à se situer au cœur de sa propre histoire et lui redonne sa place d'humain malade. Grâce à cette validation il peut inventer sa vie avec la maladie, réinvestir le quotidien. On constate par ailleurs au fil des entretiens, une modification du discours. Le temps, la place laissée à la possibilité de créer cette parole font le lit de la confiance, de la relation thérapeutique qui se tisse. C'est ce qui le rend acteur de sa propre vie. Il peut même créer une fiction lui permettant d'envisager son avenir, parfois difficile à croire pour les professionnels mais à laquelle il croit, lui. Comment lui en vouloir, de « marcher dans sa tête », ou d'évoquer sa guérison, au-delà du raisonnable ? Les équipes de certaines

Unités de Soins Palliatifs (USP) encouragent les malades hospitalisés à construire des projets de vie, parfois loufoques ou irréalistes, mais qui les aident à vivre leurs derniers moments avec un projet, à ne pas perdre le goût de la vie.

Je le répète souvent, mais la première consigne que nous donnons à nos étudiants en médecine de la douleur, est de croire le malade. Je vais même parfois jusqu'à leur décliner « trois grands principes : premièrement, croire le malade, deuxièmement, croire le malade, troisièmement, croire le malade ». Ils rient …, mais s'en souviennent et sont étonnés de constater dans la vraie vie que s'ils s'y exercent, c'est très efficace. La fin du XXème siècle a vu arriver dans la pratique médicale un changement de paradigme qui a fait passer du modèle paternaliste où le médecin est tout puissant, détenteur du savoir, à un modèle où le malade est au centre, a la parole voire même le choix. Ce n'est pas toujours confortable, pour l'un comme pour l'autre. Décider, c'est prendre une responsabilité, choisir c'est aussi renoncer aux autres options. L'idéal vers lequel nous tentons d'aller est une décision respectueuse des souhaits de l'humain tout en le libérant de la responsabilité de cette décision.

La formation à la pratique médicale laisse peu de place à l'apprentissage de l'écoute et grâce à la médecine narrative, il existe une opportunité d'enseignement à celle des récits. Dans l'exercice médical en effet, la difficulté tient dans la recherche de la mise au jour de la maladie, dans la confrontation entre la plainte et la réalité objective. Il est aussi complexe pour le malade d'identifier ses perceptions. C'est l'histoire racontée qui donne la transparence, qui permet l'adéquation entre le connu et l'inconnu. Il faut aussi parfois apprendre à tolérer de ne pas savoir et se fier à cette part d'inconnu :

Notre devoir n'est pas seulement de découvrir des réponses, mais d'utiliser notre capacité concrète et vécue au quotidien de tolérer l'inconnu et l'inconnaissable, de témoigner de la singularité, et d'inclure dans notre prise en charge à la fois la corporalité et la conscience de soi du patient et des médecins.[120]

Si on se place dans la perspective de progresser dans l'approche de la relation, Rita Charon a montré que

la compétence narrative donne aux médecins non seulement les moyens de comprendre le patient, mais de nouveaux moyens de comprendre la maladie elle-même. [121]

Ce point est fondamental pour comprendre comment peut se faire l'alliance au cours de la relation duelle permettant le lien thérapeutique. Le médecin qui est formé à la médecine narrative peut mettre en perspective le récit du malade et faire le lien entre les symptômes, la survenue et le déroulement de la maladie. Par ailleurs, il est dans une écoute empathique qui met le malade en confiance, son récit prend sens parce qu'il est écouté avec attention. Cette échange vrai encourage le malade à confier des détails qu'il n'aurait pas osé aborder, de peur de ne pas être cru.

Au cours de cette formation, les étudiants sont aussi encouragés à développer leur compétence littéraire, à nourrir leur culture par la lecture, ce qui a souvent été négligé au début des études au profit des matières scientifiques. C'est une surprise, parfois agréable pour eux, lorsque la consigne est de lire (ou de relire) les grands textes.

---

[120] CHARON, Rita, WYER Peter, NEBM working group. Narrative evidence based medicine. Lancet 2008; 371:297-8

[121] CHARON, Rita, *Narrative and Medicine*. New Engl J Med 2004; 350:862-3, (traduction François Goupy)

L'accordage

L'accordage : se mettre à l'écoute de l'autre pour jouer cette musique et qu'elle soit harmonieuse. Il y aura des fausses notes et il y aura des moments magiques. Le parcours dans la maladie est une affaire de long terme. Il vaut mieux s'entendre et pour cela commencer par s'écouter.

Il est maintenant certain que le langage est encore le meilleur moyen de communiquer et pour s'entendre il parait indispensable de tenter de le partager. La parole émise s'adresse à un autre, elle est constitutive et produit du sens. La difficulté sera alors de s'accorder sur le sens de cette parole. Elle dit par ailleurs quelque chose du locuteur et l'auditeur attentif, outre le sens du discours, devra percevoir la personne qui l'émet. La parole émise constitue la définition de l'être dans son humanité, lui permet de franchir la limite entre l'intérieur et l'extérieur, de reconnaître ses sensations et de pouvoir les formuler. La musique des mots aussi, dit quelque chose de son histoire. On a vu que la parole pouvait être thérapeutique en psychanalyse, elle l'est aussi en médecine somatique car elle rend visible et valide les symptômes qui seront ainsi reconnus et soignés.

Cependant, pour se comprendre, le dictionnaire ne suffit pas :

Comprendre une langue, ce n'est pas seulement avoir accès à des relations intralinguistiques. C'est de plus être capable de relier les signes linguistiques à une expérience partagée du monde. [122]

---

[122] AUROUX, Sylvain, *La philosophie du langage*, coll. Que sais-je ? PUF p. 65

Ce partage d'expérience, que les cliniciens pratiquent chaque jour, est la condition indispensable à la rencontre. Surtout lorsqu'on a affaire à un symptôme aussi subjectif que la douleur. La rencontre ne peut se faire que par les mots, exprimés dans une relation de confiance. Il ne suffit pas de « lire le dossier », cette lecture étant, en médecine narrative, postérieure à l'approche par le récit, pour que l'alliance s'établisse. Certains malades sont désarçonnés. Ils doivent raconter à nouveau, et à leur manière. Souvent ils commencent comme d'habitude, pensant servir un discours attendu. Puis, les mots viennent de façon plus fluide, le vocabulaire technique s'estompe pour faire place à la réalité de l'être humain.

Cette valeur thérapeutique du récit est très bien décrite par Walter Benjamin ici :

On sait d'ailleurs comment le récit que fait le malade au médecin au commencement du traitement peut devenir le début d'un processus de guérison. Et alors se pose la question de savoir si le récit ne crée pas le bon climat et les conditions favorables pour bien des guérisons.

Il va jusqu'à lui attribuer un pouvoir curatif :

toute maladie ne serait pas guérissable pourvu qu'elle se laisse flotter suffisamment loin – jusqu'à son embouchure – sur le fleuve du récit ? Songe-t-on combien la douleur est un barrage qui contrarie le courant du récit, on voit alors clairement qu'il est emporté quand la pente devient suffisamment forte pour entraîner tout ce qu'il rencontre sur son passage dans la mer de l'heureux oubli.[123]

[123] BENJAMIN, Walter, *Images de pensées*, Traduit de l'allemand par Jean-François Poirier et Jean Lacoste. C. Bourgois, coll. "Titres", 2011 [1935]

La philosophie

Comment la philosophie peut-elle aider à progresser ? Dans ma démarche de recherche et mon implication, j'ai cherché des réponses dans l'étude de la philosophie et chez les auteurs. Plus globalement, depuis le début de mes études, cette soif de connaissance ne me quitte pas. J'ai toujours le sentiment d'un manque que je pourrais combler par l'étude pour pouvoir mieux aider les patients. Loin de moi le phantasme de toute puissance, mais une recherche constante d'une approche plus adaptée. J'ai bien conscience que cette quête est infinie et si l'expérience améliore les relations, si l'anxiété diminue, il reste des situations où l'échange déroute et où la complexité ne cède pas. La philosophie cependant apporte à mon sens un regard réflexif sur ces situations, une distance juste qui permet de supporter la souffrance de l'autre, tout en restant dans une posture d'aide.

La philosophie n'est donc pas un outil supplémentaire qui apporterait des réponses toutes faites à une question que l'on n'aurait pas su formuler. Son rôle est plutôt de permettre à la « vraie » question d'émerger, d'ouvrir l'esprit, d'aller plus avant dans l'interrogation, au-delà du concret, du moment présent. L'étude permet l'exercice de la problématisation au-delà de la difficulté immédiate. Par exemple, avec cette famille en colère qui met tout le service sous tension, la vraie réponse n'est pas l'application d'un protocole qui n'existerait pas encore, mais plutôt de comprendre, sous la surface des manifestations d'agressivité, ce qui a pu se jouer dans les relations familiales et qui a créé cette situation. L'application de la problématisation aide à désamorcer ce type de situation, à prendre de la distance, à formuler une question « quelles étaient vos liens avec votre papa ? » qui agit comme l'aiguille de dégonflage d'un ballon prêt à exploser.

Le questionnement est interne à tout un chacun. Il est intérieur souligne Merleau-Ponty, et la philosophie l'aide à émerger :

La philosophie ne pose pas des questions et n'apporte pas des réponses qui combleraient peu à peu des lacunes (...) *elle se retourne sur lui* (le contexte) *pour chercher l'origine et le sens des questions et celui des réponses.* [124]

Pour Épictète, déjà, le philosophe est

semblable au médecin qui révèle au patient le mal dont il souffre[125]

L'identification de l'autre en tant que tel est au centre de la relation médecin-malade et elle est essentielle. C'est parce que ce malade est autre (et pas moi) qu'il est possible de le soigner et ces échanges répétés transforment les protagonistes. Dans l'exercice de la médecine, chaque rencontre est un enseignement qui permet d'affiner la pratique. Si certaines d'entre elles semblent valider un savoir-faire et un savoir-être, d'autres laissent des traces mais toutes font grandir.

Dans cette rencontre, le langage est un support, avant l'examen physique proprement dit. Ce que disent les mots, ce que révèlent les mouvements du corps et ce que donne à voir l'humain avec sa parole sont les témoins de la personne dans son entier. Ces éléments sont comme un palimpseste qu'il faut apprendre à déchiffrer. En filigrane apparaîtra alors une possibilité (ou non) pour le malade de conceptualiser sa maladie. Ce langage, verbal et corporel, ces dits et ces non-dits, font parler l'inconscient, structuré

---

[124] MERLEAU-PONTY, Maurice, *Le Visible et L'Invisible*, Paris, Gallimard, 1964, p.140.

[125] ÉPICTETE, *Entretiens III,* trad. R. Muller, Paris, Vrin, 2015

comme un langage et donnent accès aux émotions.[126] La langue elle-même, les mots choisis et organisés entre eux, leur fonction poétique [127] aident à mettre à distance la violence de la réalité.

Par ailleurs, cette mise en mots lors de la consultation clinique a un rôle thérapeutique. Le discours, du fait de son caractère fini, est contenant et devient ainsi protecteur. Du côté du malade, la description est prudente, il s'adapte à la capacité d'écoute de son interlocuteur. Du côté du médecin qui a à ce stade, mis en place une relation de confiance, la parole est mesurée. Elle est ajustée à l'état dans lequel se trouve le patient, à sa capacité de réception. Le message peut alors être délivré.

Ensuite, pour devenir un acte de référence comme une annonce, l'énoncé doit être une

description identifiante, ou bien que le locuteur soit à même de produire une description identifiante si on le lui demande.[128]

Selon Searle, l'annonce pour être performative doit être, dans son expression tout à fait claire. Il ne s'agit pas seulement de répondre aux conditions déjà énoncées par Austin.[129] Le médecin peut alors faire reformuler le malade, jusqu'à ce que tous deux soient sûrs de s'être compris tout en tenant compte de l'état émotionnel généré par le message.

---

126 LACAN, *Métaphore du sujet* [1960] Appendice II, *Ecrits*, Seuil, Paris, 1966, pp. 889-892

127 RICŒUR, Paul *Métaphore vive* [1975], coll. Essai, Seuil, Paris, 1997

128 SEARLE p. 133

129 AUSTIN, John, *Quand dire c'est faire*, Paris, Ed. du Seuil, coll. Points essais 1070, Traduction et introduction de Gilles Lane.

Dans ces consultations autour de l'annonce de la maladie grave, la question de la mort affleure toujours. Il est important de disposer des outils intellectuels pour comprendre, au-delà des mots, l'impact créé dans l'esprit de l'autre et c'est là aussi que l'étude de la philosophie est d'un grand secours. Dans les écrits des philosophes, le discours autour du désir et de la sexualité est proche du discours autour de la mort. Chez l'enfant par exemple, le désir s'articule par le langage autour de la désignation des parties du corps. Cette articulation est différente selon les cultures (ou religion), ne se déroule pas de la même façon chez les chrétiens que chez les musulmans par exemple. [130] Le fait de ne pas en parler la tient à distance. Ils l'expliquent d'une façon différente des européens chez qui on perçoit tout simplement la peur ou le déni. Ici, c'est autre chose qui est en jeu : une croyance profondément ancrée qui fait contraste avec la grande sérénité affichée lors qu'elle arrive. Les manifestations de chagrin n'ont rien à voir avec la colère ou le ressentiment exprimé parfois sous la forme d'accusations d'incompétence. Foucault nous dit aussi que

le discours de l'autre, c'est le cadeau et c'est la loi [131].

De ce cadeau, ce don, le médecin se doit de rendre un contre-don, le potlach évoqué par Mauss, sous la forme d'un médicament, d'un examen à faire, d'un conseil, de temps passé.

Dans l'échange autour de la plainte, se joue également le rôle de l'expérience. Celle du médecin, qui a non seulement des connaissances mais aussi la capacité de les utiliser et de

---

[130] FOUCAULT, Michel *Le discours de la sexualité (cours à Vincennes 1969)* Leçon 1 EHESS Gallimard Seuil.

[131] op. cit. p. 108

s'adapter à chaque cas particulier. Foucault, encore, fait part de cette

expérience qui autorise une altération, une transformation du rapport que nous avons de nous-mêmes et au monde. [132]

Chaque interaction, chaque consultation transforme le médecin, insensiblement et modifie la perception qu'il a de la maladie et de son influence sur le malade, au-delà de la pathologie, de la transformation irréversible qu'elle produit dans le corps, dans la vie et dans l'entourage. Le malade, par ailleurs fait son propre apprentissage de la maladie. Elle modifie la perception qu'il a de son corps du fait des mots posés autour d'elle.

Le langage est donc le support de l'échange, c'est là que l'humain est

immergé (...) comme en son lieu naturel, là où il maîtrise sa présence au monde et son humanité. [133]

Dans la question qui nous occupe, le récit sera reçu, de part et d'autre, en fonction de sa signification. Sylvain Auroux nous entraîne à sa suite, remontant jusqu'à Aristote et les sophistes pour comprendre les arcanes des ambiguïtés, des réfutations, des difficultés de compréhension réciproques. S'y ajoute la question de

---

[132] FOUCAULT, Michel, *Dits et écrits,* tome I, n°85 1954-1975, Édition publiée sous la direction de Daniel Defert et François Ewald avec la collaboration de Jacques Lagrange, Collection Quarto, Gallimard, 2001

[133] AUROUX, Sylvain, *La philosophie du langage*, Ed. Que Sais-je, Chap. I, *Langage et humanité*

l'intentionnalité et de la propriété de la conscience où il cite Husserl[134] pour qui

toute conscience est conscience de quelque chose.

Le malade à qui on vient de nommer le malaise dont il souffre, prend conscience de cette existence réelle et permanente. Ce malaise porte un nom, énoncé par un « homme de l'art », dans des circonstances déterminées. La maladie advient du fait du caractère performatif de cette énonciation. L'arrivée à la conscience chez le malade de cette réalité dans ce contexte donné permet de contenir les émotions diffuses qui préexistaient. C'est ce qui lui permettra ensuite de faire face à l'altération de son corps. De la qualité de cet échange dépend la relation thérapeutique. Pour Searle, le langage a aussi pour fonction de reconnaître la signification, des mots, des phrases et ainsi d'identifier le message. Cette annonce faite et reconnue modifie ainsi la structure psychique de celui qui la reçoit et sa biographie.[135]

Parmi les philosophes contemporains, il en est un abondamment cité dans ce domaine. Bien qu'elle soit apocryphe, la phrase attribuée à Camus

mal nommer les choses c'est ajouter au malheur du monde

est très souvent utilisée dans le milieu médical. Le malade nomme mal ses organes, ses symptômes, le médecin s'y perd, l'orientation s'en ressent. Le médecin « jargonne », ne cherche pas à être compris, le malade se perd aussi, suit mal son traitement, voire l'abandonne. Je dis souvent aux

---

[134] HUSSERL, Edmund, *Idées directrices pures pour une phénoménologie et une philosophie phénoménologique*, Paris, Gallimard, 1913

[135] SEARLE, John R., *Les actes de langage. Essai de philosophie du langage,* Ed. Hermann, coll. Savoir

étudiants qu'il faut relire *Le pavillon des cancéreux* de Soljenitsyne. Au cours de la « grande visite », le médecin assure au malade que les examens complémentaires sont bons, avant de l'autoriser à sortir de l'hôpital.[136] En effet, ils sont bons, ils montrent de façon indubitable le caractère incurable de la maladie, ce qui autorise sa sortie puisqu'il n'y aura pas de traitement possible. Aujourd'hui encore, on dit du malade qu'il « progresse ». En fait c'est la maladie qui progresse en lui et qui gagne du terrain. Comment s'y retrouver si on ne prend pas la peine de « nommer les choses » de façon juste ?

Paul Ricœur décrit l'activité narrative comme une unification biographique tournée vers le passé. [137] Il développe le concept d'identité narrative à partir du récit. Celui-ci, écrit, devient archive pour « la mémoire individuelle et collective ». Dans l'activité médicale, la trace écrite est fondamentale et la très fameuse et envahissante « traçabilité » est une préoccupation du quotidien. Comme pour le médecin russe de Soljenitsyne, elle peut servir à alimenter la recherche de culpabilité. Elle sert surtout au quotidien à assurer la continuité. Jusque-là tout va bien, mais comment transcrire le récit sans trahir la confidentialité ? On ne peut tout écrire, alors on raconte, oralement, avec des anecdotes dont on se souviendra quelques années plus tard. Le récit de l'histoire du malade, transmise de l'un à l'autre alimente notre expérience et notre biographie. Ce récit, sortant de l'ordinaire, sera parfois présenté en colloque, en illustration d'une situation susceptible de servir d'expérience et parfois de valoriser le narrateur. La rencontre soignant-soigné est un dialogue

---

[136] SOLJENITSYNE, RICO ALEKSANDR ISAEVITCH, Traduction Alfreda Aucouturier, Michel Aucouturier, Lucile Nivat, Georges Nivat, Jean-Paul Semon, Editeur, Pocket, 2005, Coll. Best, numéro 1910

[137] RICŒUR, Paul, *Soi-même comme un autre*, Paris Seuil 1990

basé sur la confiance, un pacte passé entre un humain en situation de vulnérabilité et un autre qui va tout mettre en œuvre pour lui venir en aide. Ils ne sont pas à égalité à priori, mais ce contrat passé entre eux doit leur permettre de se rejoindre. La rencontre par le langage en est la base. Lorsqu'ils échangent autour des postulats scientifiques et philosophiques, Jean-Pierre Changeux et Paul Ricœur conviennent de l'existence d'une éthique de la discussion qui permet de parvenir à un consensus éthique.[138] C'est le principe, en clinique quotidienne et dans la rencontre avec le malade en situation de vulnérabilité de l'échange par la parole et le récit afin de, au minimum, obtenir le consentement dit « éclairé » du patient à son traitement, préalable incontournable à un soin de qualité.

[138] CHANGEUX, JP, *Ce qui nous fait penser. La nature et la règle.* Ed. Odile Jacob 1998

Conclusion

Lorsque j'ai entrepris ce travail de recherche, j'avais en tête l'exploration d'un terrain d'entente propice à une relation médecin-malade de meilleure qualité. Au fil du temps et des lectures j'ai découvert à quel point la notion de récit est riche. J'ai dû choisir et me limiter à l'étude du langage, sans pouvoir développer ses composantes picturales, musicales, etc. Même avec ces limites, le champs d'étude reste très vaste et semble infini. Une seconde limite est celle de son application à la clinique somatique et surtout à la situation particulière qu'est la découverte et l'annonce d'une maladie grave.

Dès le début de mon projet, j'ai souhaité évoquer la confrontation qui a lieu au cours du colloque singulier entre le médecin et le malade. Et j'ai découvert, qu'outre le langage, verbal et non-verbal, il existe une infinité de supports pouvant soutenir l'échange pour qu'il soit le plus aidant possible. Depuis ma formation en soins palliatifs et ensuite en hypnothérapie, j'ai intégré la nécessité d'aller « là où est le malade », psychiquement bien sûr. J'utilise couramment la métaphore comme instrument de communication mais j'ai aussi découvert d'autres supports, comme la fiction ou la poésie.

Le caractère événementiel de l'annonce m'a fait faire un détour par l'exploration de la temporalité et des conditions de sa rupture. Son caractère traumatique est bien connu, mais insuffisamment anticipé de mon point de vue. Les lectures ont confirmé mon intuition de la nécessité d'un accompagnement plus personnalisé, allant au-delà de la recherche d'adhésion au protocole de soins proposé. La richesse de la démarche de la médecine narrative dans la connaissance du malade n'est pas suffisamment utilisée et la formation des plus jeunes doit être développée.

Je ne soupçonnais pas non plus la richesse de l'apport de la philosophie dans la démarche de soins. Je l'imaginais comme une démarche personnelle, une aide à la structuration de la pensée. Je réalise qu'au-delà de la pensée des auteurs, elle est un formidable soutien dans la réflexion au quotidien. Ma passion pour les mots, leur étymologie, les langues anciennes, pour tous les textes, tout ce qui relève de la « chose écrite » s'en trouve renforcée. Elle alimente chaque jour les consultations, nourrit les réflexions en équipe, les démarches de concertations éthiques si complexes. Au-delà de ma culture personnelle, j'ai ainsi à cœur de transmettre mes découvertes aux étudiants bien sûr, mais aussi aux équipes médicales et de soins avec qui j'échange au quotidien.

Bibliographie

Articles de revues

1. AISENSTEIN. Marilia, *Travail psychanalytique et maladie grave*, « Le carnet PSY », 2008/4 n°126, p. 29-34
2. AUTHIER-REVUZ, « *Les formes du discours rapporté. Remarques syntaxiques et sémantiques à partir des traitements proposés* ». DRLAV, n°17, 1978
3. CHARON, Rita, *Narrative and Medicine*. New Engl J Med 2004; 350:862-3 (traduction François Goupy)
4. CHARON, Rita, WYER P; NEBM working group. *Narrative evidence based medicine*. Lancet 2008; 371:297-8.
5. CHIANTARETTO, J.F. *« Passages à l'écrit. A propos de l'écriture de la cure par l'analysant »* In *Psychanalystes*, n°88. Mars 1991
6. PETIT, Jean-Luc, « La construction de l'événement social », *Raisons Pratiques*, n°2, « L'événement en perspective », 1991
7. RICŒUR, Paul, « Evénement et sens », *Raisons Pratiques*, « L'événement en perspective », n° 2, 1991

Ouvrages de référence

1. ADAM, Jean-Michel, *Le récit,* coll. Que sais-je ? PUF, 1984
2. ARISTOTE, *Physique*, traduction et présentation par Pierre Pellegrin, Garnier Flammarion Paris 1999
3. ARISTOTE, *Poétique*, coll. Les classiques de poche, Ed. Le livre de poche, trad. Michel Magnien, Librairie Générale française, Paris 1990
4. ARON, Raymond, *Introduction à la philosophie de l'histoire. Essai sur la limite de l'objectivité historique.* Bibliothèque des idées, Paris, NF+RL, Gallimard, 1957
5. AUROUX, Sylvain, *La philosophie du langage*, coll. Que sais-je? Paris, PUF, 2018

6. AUSTIN, John, *Quand dire c'est faire*, Paris, Ed. du Seuil, coll. Points essais 1070, Traduction et introduction de Gilles Lane.
7. BARTHES, Roland, *Introduction à l'analyse structurale du récit,* 1968
8. BARTHES, Roland, *Journal de deuil*, Paris Seuil 2009
9. BENJAMIN, Walter, *Images de pensées*, Traduit de l'allemand par Jean-François Poirier et Jean Lacoste. C. Bourgois, coll. "Titres", 2011 [1935]
10. BENVENISTE, Emile, *Problèmes de linguistique générale*, « *Les relations de temps dans le verbe français* », NRF, Gallimard, 1966
11. BENVENISTE, Emile, *Problèmes de linguistique générale*, II, Paris, Gallimard, 1974
12. BERGSON, Henri. *Matière et mémoire, Essai sur la relation du corps et de l'esprit* Paris, Quadrige, PUF, 2012
13. BLANCHOT, Maurice, *Le très haut*, [1948], Paris, Gallimard, 1975
14. BRAUDEL, Fernand, *Leçon inaugurale au Collège de France,* 1950
15. BRES, Jacques. *La narrativité,* Ed. Duculot, Louvain la Neuve, Belgique
16. BUTLER, Judith, *Le pouvoir des mots, Politique du performatif.* Paris, Éditions Amsterdam. 14 novembre 2017 Traduction : Charlotte Nordmann, avec la collaboration de Jérôme Vidal.
17. CABRAL, Maria de Jesus, *Dire, de corps en corps. La médecine (narrative) et la question du discours*, Ce travail s'inscrit dans le projet de recherche individuel « Do Texto ao corpo. Interfaces teatro e medicina », financé par la FCT – Fundação para a Ciência e a Tecnologia, en articulation avec le Projet « Narrative & Medicine » (CEAUL - Universidade de Lisboa) et l'IPO - Instituto Português d'Oncologia de Lisboa.
18. CABRAL, Maria Jésus de, DOMINGUES de Almeida, José, *Santé et bien-être*, Limoges, Ed. Lambert Lucas, 2017
19. CABRAL, Maria Jésus de, MAMZER Marie France, *Médecins soignants, Osons la littérature*, Ed. Sipayat, 2019
20. CANGUILHEM, Georges, *Le normal et le pathologique*, coll. Quadrige, Paris, PUF, 2013

21. CASSIRER, Ernst, *Langage et mythe. A propos des noms des dieux.* Paris, Minuit, 1973.
22. CASSIRER, Ernst, *La philosophie des formes symboliques. 1. Le langage*, Paris, Ed. de Minuit, 1972
23. CERTEAU, Michel de, *Historicités mystiques*, Recherches de science religieuse, tome 73, 1985
24. CERTEAU, Michel de, *La Fable mystique*, Paris, Gallimard, 1982
25. CERTEAU, Michel de, *L'écriture de l'histoire*, Paris, Gallimard, 1975
26. CERTEAU, Michel de, *L'invention du possible*, 1- Arts de faire, Folio-Gallimard, 1990
27. CHANGEUX, Jean Pierre, RICŒUR, Paul, *Ce qui nous fait penser. La nature et la règle*, Ed. Odile Jacob, Paris, 1998
28. CHARON, Rita, *Médecine narrative, rendre hommage aux histoires de maladies*, Ed. Sipayat, 2015 traduction Anne Fourreau.
29. CONDILLAC, Etienne Bonnot de, *Œuvres philosophiques*, Ed. G. Le Roy, PUF, 1947-1951 [oct 1973]
30. DAGOGUET François, *La raison et les remèdes*, Paris, PUF, 1964
31. DENNETT, Daniel, *Consciousness Explained,* [1991, Boston], traduction française Pascal Engel, *La conscience expliquée,* Paris, Odile Jacob, 1993.
32. DE MEIJER, Pieter, *« L'analyse du récit », Théorie de la littérature,* ouvrage collectif présenté par Aron Kibedi VARGA, Paris, 1881 pp. 177-189
33. DERRIDA, Jacques, *Le calcul des langues,* Ed. Le Seuil, Bibliothèque Derrida, Paris, mai 2020
34. DESCARTES, René, *6ème Méditations métaphysiques*, présentation par Michelle et Jean Marie Beyssade, Garnier Flammarion Ed. bilingue, Paris, 1979
35. DRAY, William, *Laws and Explanation in History*, Oxford University Press, 1957
36. DUBY, Georges, *Le Dimanche de Bouvines,* Gallimard, Paris, 1973
37. FAYE, Jean-Pierre, *La raison narrative,* Livre X, *« De quelque méthode. A. Axiome de la narratique »*, Paris, Balland, 1990

38. FOUCAULT Michel, *Dits et écrits*, tome I, n°85 [1954-1975], Édition publiée sous la direction de Daniel Defert et François Ewald avec la collaboration de Jacques Lagrange, Coll. Quarto, Gallimard, 2001
39. FOUCAULT, *Le discours de la sexualité*, Leçon 1 à Vincennes 1969, EHESS Gallimard, Seuil
40. FOUCAULT, Michel, *L'ordre du discours*, Leçon inaugurale au Collège de France, Paris, Gallimard, 1971
41. FOUCAULT, Michel, *Naissance de la clinique*, Paris, PUF, 1963
42. FREUD, Sigmund, BREUER Joseph, *Etudes sur l'hystérie*, PARIS PUF, 1956
43. GENETTE, Gérard, *Nouveau discours du récit,* Paris, Le seuil, 1983.
44. HIPPOCRATE, *L'art de la médecine,* Traductions et présentation par Jacques Jouanna et Caroline Magdelaine, GF, Paris, 1999
45. HUSSERL, Edmund, *Idées directrices pures pour une phénoménologie et une philosophie phénoménologique*, Paris, Gallimard, 1913
46. JANKELEVITCH, Vladimir, *Les vertus et l'amour, Traité des vertus II,* tome 2, Flammarion, Champs essais, 2011
47. KOHN, Max, *Le récit dans la psychanalyse.* Ed. érès. Coll. Actualités de la psychanalyse, 1998
48. KRISTEVA, Julia, *Soleil noir. Dépression et mélancolie.* Gallimard, Folio, Essais, Paris, 1989
49. LABOV, William. *Le parler ordinaire,* tome I, Paris, Minuit, 1978
50. LACAN, Jacques, *La métaphore du sujet*, [1960] Appendice II Écrits, Paris, 1960] Paris, Seuil, 1966
51. LABRO, Philippe, *La traversée,* Paris, Gallimard, 1996
52. LAGACHE, Daniel, *L'unité de la psychologie*, Paris, PUF, 1949
53. LALANDE, André, *Vocabulaire technique et critique de la philosophie*, Quadrige Dicos poches, PUF, Paris 2013
54. LANÇON, Philippe, *Le Lambeau*, Paris, Gallimard, 2018.

55. LE COZ Pierre, *L'éthique médicale, Approches philosophiques*, Sciences, technologies et santé, Marseille, Presses Universitaires de Provence, 2018
56. LE GOFF, Jacques et coll. *« L'histoire nouvelle »* In *La nouvelle histoire,* Paris, Retz-CEPL, 1978
57. LE GOFF, Jacques, NORA, Pierre, et coll. « *Histoire sociale des sociétés »* In *Faire de l'histoire*, Tome 1, *Nouveaux problèmes,* Paris, Gallimard, 1974,
58. LEVINAS, Emmanuel, *La philosophie et l'éveil,* In *Entre nous*, Paris, Grasset, 1991
59. LEVINAS, Emmanuel, « La trace », *Humanisme de l'autre homme,* Fata Morgana, 1972
60. LEVINAS, Emmanuel, *Le temps et l'autre*, coll. Quadrige, Ed. PUF, 2014
61. LEVINAS, Emmanuel, *Totalité et infini. Essai sur l'extériorité*, La Haye Martinus Nijhoff, 4ème édition, 2ème impression 1974, 1ère édition 1961.
62. LEVI-STRAUSS, Claude, *Anthropologie structurale II*, [1957] Paris, Plon 2014
63. MALINCOLINI, Nicole, *Hôpital silence*, In Maria de Jésus, Cabral, Gérard Danou (dir.), *Maux écrits, mots vécus. Traitements littéraires de la maladie*. Paris, Ed. Le Manuscrit, 2015
64. MANN Thomas, *La montagne magique*, [1931], Paris, Fayard, trad. Maurice Betz
65. MARROU, Henri-Irénée, *De la connaissance historique,* Paris, Ed. du Seuil, 1954
66. MERLEAU-PONTY, Maurice, *Le Visible et L'Invisible*, Paris, Gallimard, 1964
67. MERLEAU-PONTY, Maurice, *Phénoménologie de la perception,* Paris, Gallimard, 1945
68. MOSES, Stéphane, *L'ange de l'histoire*, Le Seuil, Paris, 1992
69. MOUNIN, Georges, *La communication poétique*, coll. Les essais CXLV, Paris, Gallimard, 1969
70. NADLER Steven, *Le meilleur des mondes possibles. La rencontre entre Leibniz, Malebranche, et Arnault*. Paris, Bayard, 2010

71. NANCY, Jean-Luc, *« L'Intrigue littéraire de Levinas »*. In LEVINAS, Emmanuel, *Éros, littérature et philosophie*, Œuvres3, Paris Grasset, 2013

72. NIETZSCHE, Friedrich, *Le Gai Savoir*. « La gaya scienza » (Première parution en 1939) Trad. de l'allemand par Pierre Klossowski. Édition de Giorgio Colli et Mazzino Montinari 1939), Édition revue, corrigée et augmentée par Marc B. de Launay en 1989 Collection Folio essais (n° 17), Paris, Gallimard 1989

73. NORA, Pierre « De l'histoire contemporaine au présent historique », *Ecrire l'histoire du temps présent*, IHTP, 1993

74. PHILON D'ALEXANDRIE, *De vita contemplativa*, François Daumas, Pierre Miquel, Ed. Cerf, collection Les œuvres de Philon d'Alexandrie, n° 29, 1963

75. PIRES CARDOSO José, *De profundis, valse lente,* Ed. Gallimard, traduction Michel Laban, Paris 1997

76. QUIGNARD, Pascal, *Le lecteur*, Paris, Gallimard, 1976

77. REVAH-LEVY Anne, VERNEUIL, Laurence, *Docteur, écoutez !*, Paris, Albin Michel, 2016

78. REVAZ, Françoise, *Introduction à la narratologie, Action et narration,* coll. Champs linguistiques, Manuels, Ed. de Boeck-Duculot, Bruxelles, 2009

79. RICŒUR, Paul, *Du texte à l'action. Essais d'herméneutique*, II, Paris, Le Seuil, 1986

80. RICŒUR, Paul, *La métaphore vive*, coll. L'ordre philosophique, Paris Ed. Seuil, 1975

81. RICŒUR, Paul, *Soi-même comme un autre*, Paris, Seuil, 1990

82. RICŒUR, Paul, *Temps et récit,* tome 1. *L'intrigue et le récit historique,* coll. Point Essais, Ed. du Seuil , Paris, 1983

83. RICŒUR, Paul, *Temps et Récit*, tome 3, *Le temps raconté*, coll. Points essais, Paris, Seuil, 1991

84. ROBBE-GRILLET, Alain, *Pour un nouveau roman*, coll. Idées, Gallimard, n°45, Paris, 1963

85. ROUSSEAU, Jean-Jacques, *Essai sur l'origine des langues,* [1781], Ed. Folio essais, Paris, Gallimard, 1990

86. RUSZNIEWSKI, Martine, *Face à la maladie grave. Patients, familles, soignants*. Coll. Santé Social, Ed. Dunod, Paris, 2014

87. SAINT AUGUSTIN, *De l'utilité de croire*, XI, 26 In *Œuvres* Tome 3, Bibliothèque de la Pléiade n° 483, Ed. Gallimard, Paris 2002, Trad. du latin par Jean-Yves Boriaud, Jean--Louis Dumas, Sophie Dupuy-Trudelle, Jean Foubert et Henri-Pierre Tardif de Lagneau
88. SAINT-AUGUSTIN, *Les Confessions*, Livre XI, chap. XIV, Garnier-Flammarion, 1964
89. SARTRE, Jean-Paul, *Critiques littéraires,* Collection : Folio Essais, Ed. Gallimard, Paris, 1993
90. SEARLE, John R., *Les actes du langage*, Essai de philosophie du langage, coll.« Savoir Lettres », Ed. Hermann, Paris, 2009
91. SIMONDON Georges, *L'individuation à la lumière des notions de forme et d'information*, Grenoble, Million, 2005
92. SOLJENITSYNE, Rico Aleksandr Isaevitch, *Le pavillon des cancéreux,* Traduction Alfreda Aucouturier, Michel Aucouturier, Lucile Nivat, Georges Nivat, Jean Aucouturier, Jean-Paul Semon, Editeur, Pocket, 2005, Coll. Best, numéro 1910
93. STEIN, Edith, *Le problème de l'empathie*, Paris, Cerf, Editions du Carmel, Ad Solem, 2012
94. TISSET, Carole, *Analyse linguistique de la narration,* coll. Campus. Analyse. Méthodes. Outils. Linguistique. Ed. SEDES, 2000
95. VARGA, Aron Kibedi. *Discours, récit, image* Liège-Bruxelles, Mardaga, 1989
96. VEYNE, Paul, *Comment on écrit l'histoire. Essai d'épistémologie*. Paris, Ed. du Seuil, 1971
97. WHITE, Hayden, *The value of narrativity in the representation of reality*, In, *The content of the Form*. Baltimore, John Hopkins Univ. Press, 1987
98. WORMS, Frédéric, *Vivre en temps réel,* Paris, Bayard, 10 mars 2021

Sites web

1. WORMS, Frédéric, Dire et faire, Citéphilo, 9 novembre 2019, https://www.youtube.comttps://www.youtube.com
2. DOSSE, François, Paul Ricœur, *Michel de Certeau et l'Histoire : entre le dire et le faire.* elec.enc.sorbonne.fr/conferences/dosse, Mardi 22 avril 2003
3. PRINCE, Gérald. *Narratologie classique et narratologie post-classique*, 2006, http.//www.vox-poetica.org/t/prince06.htm
4. SCHAEFFER, Jean-Marie, *Le traitement cognitif de la narration,* CRAL et EHESS, google book

Remerciements

Tout d'abord un grand merci à Mme Véronique Le Ru, ma directrice de recherche pour sa patience et la grande confiance qu'elle me témoigne depuis le début de cet enseignement.

Une gratitude particulière envers tous les patients que j'ai rencontrés depuis le début de mon exercice. Ils m'ont tous appris quelque chose de la vie, de la médecine et des relations humaines. Sans eux tous, je ne serai pas la personne que je suis aujourd'hui.

Toutes les équipes de soins avec qui j'ai travaillé depuis maintenant plus de trente ans méritent également ma reconnaissance.

Tous mes amis, ceux de l'enfance, présents depuis toujours et les nouveaux, les choristes et les autres, présents aujourd'hui.

Ma famille aussi a été à mes côtés tout au long de cette reprise d'études envers laquelle ils ont été perplexes, mais à présents très fiers.

Mon compagnon bien entendu, qui lui aussi a fait preuve d'une grande patience. Il m'a aidée à garder confiance, m'a soutenue dans ma recherche et, par ses remarques toujours bienveillantes, a sans aucun doute contribué à améliorer ce texte en m'encourageant entre autres, à traquer la virgule superflue.

Et je n'oublie pas « Jean-Hubert », mon compagnon à deux roues et à assistance électrique, qui accompagne mes trajets matin et soir et qui me donne du temps pour réfléchir, polir les phrases, découvrir des images.

Table des matières

Structures éditoriales du groupe L'Harmattan

L'Harmattan Italie
Via degli Artisti, 15
10124 Torino
harmattan.italia@gmail.com

L'Harmattan Hongrie
Kossuth l. u. 14-16.
1053 Budapest
harmattan@harmattan.hu

L'Harmattan Sénégal
10 VDN en face Mermoz
BP 45034 Dakar-Fann
senharmattan@gmail.com

L'Harmattan Cameroun
TSINGA/FECAFOOT
BP 11486 Yaoundé
inkoukam@gmail.com

L'Harmattan Burkina Faso
Achille Somé – tengnule@hotmail.fr

L'Harmattan Guinée
Almamya, rue KA 028 OKB Agency
BP 3470 Conakry
harmattanguinee@yahoo.fr

L'Harmattan RDC
185, avenue Nyangwe
Commune de Lingwala – Kinshasa
matangilamusadila@yahoo.fr

L'Harmattan Congo
67, boulevard Denis-Sassou-N'Guesso
BP 2874 Brazzaville
harmattan.congo@yahoo.fr

L'Harmattan Mali
ACI 2000 - Immeuble Mgr Jean Marie Cisse
Bureau 10
BP 145 Bamako-Mali
mali@harmattan.fr

L'Harmattan Togo
Djidjole – Lomé
Maison Amela
face EPP BATOME
ddamela@aol.com

L'Harmattan Côte d'Ivoire
Résidence Karl – Cité des Arts
Abidjan-Cocody
03 BP 1588 Abidjan
espace_harmattan.ci@hotmail.fr

Nos librairies en France

Librairie internationale
16, rue des Écoles
75005 Paris
librairie.internationale@harmattan.fr
01 40 46 79 11
www.librairieharmattan.com

Librairie des savoirs
21, rue des Écoles
75005 Paris
librairie.sh@harmattan.fr
01 46 34 13 71
www.librairieharmattansh.com

Librairie Le Lucernaire
53, rue Notre-Dame-des-Champs
75006 Paris
librairie@lucernaire.fr
01 42 22 67 13

www.ingramcontent.com/pod-product-compliance
Lightning Source LLC
LaVergne TN
LVHW051359061026
849535LV00009B/3264